女性盆底超声
精细解剖图谱与实践操作

王忠民 ◉ 主编

科学技术文献出版社
SCIENTIFIC AND TECHNICAL DOCUMENTATION PRESS

·北京·

图书在版编目（CIP）数据

女性盆底超声精细解剖图谱与实践操作/王忠民主编. —北京：科学技术文献出版社，2017. 3（2019.12重印）

ISBN 978-7-5189-2273-4

Ⅰ.①女… Ⅱ.①王… Ⅲ.①女性—骨盆底—骨疾病—超声波诊断—图谱 Ⅳ.① R711.330.4

中国版本图书馆 CIP 数据核字（2016）第 306753 号

女性盆底超声精细解剖图谱与实践操作

策划编辑：薛士滨　责任编辑：薛士滨　刘英杰　责任校对：赵　瑗　责任出版：张志平

出　版　者	科学技术文献出版社	
地　　　址	北京市复兴路15号　　邮编　100038	
编　务　部	（010）58882938，58882087（传真）	
发　行　部	（010）58882868，58882870（传真）	
邮　购　部	（010）58882873	
官　方　网　址	www.stdp.com.cn	
发　行　者	科学技术文献出版社发行　全国各地新华书店经销	
印　刷　者	北京时尚印佳彩色印刷有限公司	
版　　　次	2017 年 3 月第 1 版　2019 年 12 月第 3 次印刷	
开　　　本	710×1000　1/16	
字　　　数	126千	
印　　　张	8.5	
书　　　号	ISBN 978-7-5189-2273-4	
定　　　价	99.00元	

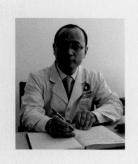

王忠民，医学博士，主任医师，教授，硕士生导师。现任中华预防医学会妇女保健分会盆底防治学组委员，中国妇女盆底功能障碍防治项目国家级专家组成员，中国整形美容协会女性生殖整复分会理事，辽宁省妇科与泌尿盆底学专业委员会常委，辽宁省医学会妇科肿瘤学专科分会委员，辽宁省抗癌协会妇科内镜专业委员会委员。

主要研究方向为妇科恶性肿瘤转移机制的基础与临床、女性盆底功能障碍性疾病。擅长妇科良恶性肿瘤的微创手术及放化疗，擅长应用微创和康复技术治疗盆底器官脱垂、尿失禁、慢性盆腔痛、女性性功能障碍及私密整复。率先在大连地区成立女性盆底泌尿整复中心，门诊年完成盆底相关筛查和康复2万余人次。

近5年承担国家级及省市级课题4项，获省部级和市级科技成果奖多项，在专业核心期刊杂志发表论文11篇，参编专著2部。

编 委 会

自 序
ZIXU

1991年走出校门初涉医学，在恩师的指引下从事妇科肿瘤20余载，期间对于盆底功能障碍性疾病的手术偶有涉猎。

2004年一个偶然的机会，聆听和学习了宋岩峰教授和罗来敏教授关于盆底疾病的全新理论。随后如饥似渴地学习盆底方面的知识，不断研习盆底手术，重新打造盆底功能障碍性疾病相关知识结构。至此，在热爱的妇科肿瘤基础上，我又迷恋上了盆底疾病专业。

2008年盆底康复技术和理念被引入中国，充实了我的盆底疾病知识内容并开拓了思路，让我了解更加多元化的治疗手段。历经4年的努力医院终于成立了集盆底康复、保守治疗及手术等多种方式为一体的盆底疾病专科。

2012年10月这样一个美好的季节里，本人有幸参加在深圳举办的中国第二届盆底超声研讨会，初次见识盆底超声，它提供的丰富盆底影像学知识让我痴迷，会后更是心情急迫地想开展此项技术。最初抱着只要有台超声仪器能用就行的心态，在医院设备库中搜寻到一台超声科弃之不用的超声仪器，而且还是某国外知名大品牌。当我将机箱中的灰尘和老鼠遗留物清理干净，忐忑不安地接通电源，按下开关，机器居然可以正常启动，顺利进入工作平台。我的心激动不已，如获至宝。至此，利用下班后的时间和休息日熟悉机器的各种按键和功能菜单，对照学习材料反复演练，从超声基础做起。在自己的身体上练习操作，逐步习惯和适应超声图像。当我将盆底超声检查技术应用于产后42天检查时，虽然仅可以进行经会阴二维超声检查，但是超声技术所提供的信息对于临床工作的帮助已经让我意识到超声检查技术的强大功用。随着盆底专科的发展要求，盆底二维超声影像已经不能满足临床工作要求。

2014 年本人开始接触 BK 公司超声检查仪，其 360°旋转的阴道探头成像的盆底三维图像让我看到了精细的盆底结构，但是关于盆底超声的精细解剖参考书几乎找不到。只好守在超声检查仪前，边翻看超声图像边对照解剖图谱，不断研读，时常为自己的突悟欣喜，时常也为自己的困惑苦恼。

历经数年的盆底超声积累，总有与各位同仁分享的冲动，唯恐术业不精，愧对同仁，故一直犹豫。在科室同事的鼓励下终于鼓起勇气，整理所获点滴，呈现于世，希望与同道们共同进步！

本书即将脱稿付印了，感触良多。感谢深圳市第二人民医院超声科王慧芳主任等一批专业老师的指引！感谢医院领导对我无私的帮助和支持！感谢我的团队对我的勉励！感谢所有我爱的和爱我的人！

王忠民

于大连市

前言
QIANYAN

根据最新的全国六大区的流行病学调查资料，以压力性尿失禁、盆腔器官脱垂、慢性盆腔痛、性生活障碍和控便异常等为代表的盆底功能障碍性疾病（Pelvic Floor Dysfunction，PFD）仍然是困扰中老年妇女健康的大敌。

随着 PFD 基础性研究的深入，尤其是 20 世纪 90 年代，出现了关于女性盆底阴道支持结构的"三水平"理论、"吊床"假说（Delancey，1994）与整体理论（Petros，Uimsten，1990），使 PFD 这一古老的疾病，又重新获得了更大的关注，催生出盆底疾病专业，即"妇科泌尿"专业，女性盆底学知识和技能逐渐成为我国妇产科医师的必备内容。PFD 危及女性身心健康、影响其生活质量和家庭和睦，同时 PFD 的预防和诊治水平也反映一个国家和地区的医疗技术水准及社会保健体制和措施。伴随着中国经济的腾飞，近年来 PFD 备受重视。

盆底是由骨性结构、肌肉、韧带、结缔组织、血管和神经等组成的结构复杂和功能多样的系统，盆腔内组织和器官又深藏体内。上述解剖和功能的特点决定了盆底功能障碍疾病具有病变部位隐匿、临床表现不典型、辅助检查手段有限等特征。同时又因为患者主动就诊率低和专业人员相对较少等原因导致临床诊断困难，缺乏标准的治疗方案，影响治疗的针对性。随着盆底修补材料和方法的不断进步，目前盆底植入物重建手术对于采用盆底康复技术治疗无效的尿失禁和盆腔器官脱垂是最有效的方法之一，但仍需要制订个体化、规范化的手术方案,以实现精准化医疗为目标。

随着盆底康复医学和盆底外科学的飞速发展,盆底超声影像学逐渐被重视,在盆底和超声影像专业医生的合力推动下,盆底超声影像学的基础研究和临床应用正在如火如荼地进行,目前已经进入高速发展快车道。盆底超声影像学技术在显示盆底功能障碍病变的精细解剖学部位、损伤类型和损伤程度,以及导致功能障碍的程度等方面具有以往技术无法比拟的优势。盆底超声影像学技术可帮助医生揭示盆底功能障碍解剖学和病理学的病因,有效提高临床诊断水平;可在术前指导制订有针对性的治疗方案;同时也可以对手术进行精确的引导及评价术后治疗效果。当前,盆底超声影像研究较薄弱,国内尚无全面、系统、精细解析盆底解剖的超声影像学的著作。深感盆底超声影像学应用重要性和迫切性,我们采取外出学习、自学以及与超声影像学专业人员合作等方式,经过4年的不懈努力,已经将盆底功能障碍临床影像学彻底应用到临床的实际工作中,并对临床诊断和治疗方案的制订起到积极促进作用。盆底超声检查成为日常工作的一部分,我们利用盆底超声影像指导盆底康复治疗方案的制订和治疗效果的评价,同时利用盆底超声影像技术指导诸如慢性盆腔痛、阴道壁肿瘤、尿道憩室、膀胱肿瘤、尿失禁和盆底器官脱垂的诊治方案的制订和治疗效果的评价,实现了盆底功能障碍性疾病诊治的"脱盲"。

我们通过临床应用的获益,深刻体会到盆底超声影像学对于盆底专业的重要性和必要性。历经数年耐心摸索、总结经验和积累数据编写了《女性盆底超声精细解剖图谱与实践操作》一书。

本书为了最大限度地实现实用性和可读性,我们针对同一种病变会采用多种超声技术和多个切面进行讲解,以期读者可以根据各自所具备的超声设备和技术,因地制宜地开展盆底超声诊断项目。书中超声图像为编者日常工作中积累所得,尤其是第五章中关于肛提肌精细解剖超声图谱中的图像,均为本科室超声检查的资料图像。为了保证超声图像对应正确的解剖结构,编者结合实际工作中的体会并查阅大量盆底局部解剖书籍，对照盆底 CT 和磁共振断层扫描图像，反复揣摩，终有心得，并以此呈现给读者，希望有助于丰富和完善读者的盆底空间结构感，提高对于盆底解剖的整体认识，在头脑中尽快形成立体的盆底解剖结构。同时本书还参考和借鉴大量国内外最新研究成果，希望能够更全面系统地普及盆底超声影像技术。

　　本书是利用工作之余的时间编写，加之参加编写人员大多数为初涉盆底专业的年轻医生，书中必然存在不当、疏漏甚至错误之处，敬请广大读者指正。

　　本书的编写得到了医院领导、相关科室同道以及出版社的大力支持和指导，在此一并表示衷心感谢。

编　者

目录
CONTENTS

第一章 / 女性正常盆底解剖知识

女性盆底包括腹膜与外阴皮肤之间的许多结构，从上而下有腹膜、盆腔脏器和盆腔内筋膜、肛提肌、会阴膜及会阴浅层肌肉，其间又包含神经和血管等组织，共同组成一个具备多重功能的系统。盆底系统主要承担支持功能（支持尿道、膀胱、子宫、阴道和直肠）和生理功能（排尿、排便和性功能）。全面掌握盆底支持结构的正常机制将有助于我们正确理解和客观评估盆底支持结构缺陷导致的诸如盆腔脏器脱垂、尿失禁、排尿异常、肠道功能异常、性功能异常及慢性盆腔痛等疾病的发病机制，以及由之引发的病理生理改变，并据此制订个体化、有针对性的治疗方案，提高这一类疾病的诊疗水平。

第一节 女性盆底传统支持结构解剖

女性盆底支持结构主要包括盆腔骨骼、肌肉、结缔组织及器官。上述组织所组成的支持系统对维持盆底解剖结构完整性和保障盆底器官生理功能发挥着重要作用，该系统又分为主动支持结构和被动支持结构。主动支持结构主要是受中枢和外周神经系统控制的盆底骨骼肌，它发挥着支持器官的作用，同时利用盆底骨骼肌的主动性，实时参与控尿、控便和性生活等生理活动。被动支持结构主要由盆腔骨骼作为肌肉和韧带的附着点而承担支持盆底器官的功能。盆底前方为耻骨联合下缘，后方为尾骨尖，两侧为耻骨下支、坐骨升支及坐骨结节。

女性盆底是由多层肌肉和筋膜组成，起到封闭骨盆出口的作用，从而形成完整的骨盆结构，尿道、阴道和直肠贯通其中。盆底肌肉群、筋膜、韧带、血管及其神经构成了解剖结构复杂和功能多样化的盆底支持系统，保障膀胱、子宫和直肠等盆腔脏器处于正常的解剖位置，发挥正常的生理功能。女性盆底自内而外由三层组织构成：①内层，是盆底最坚韧的一层，由肛提肌及筋膜所组成。肛提肌是维持盆底支持结构的主要成分，起着最为主要的支持作用。肛提肌是成对的宽厚扁平肌群，两侧肌肉相互对称，向下向内聚集呈漏斗状。每侧肛提肌从前内向后外分为耻骨直肠肌、耻骨尾骨肌、髂尾肌等。肛提肌的内、外面还各覆盖着一层筋膜，其中内层筋膜位于肛提肌上面，又称盆筋膜，为坚韧的结缔组织膜，覆盖骨盆底及骨盆壁，其某些部分的结缔组织较肥厚，向上与盆腔脏器的肌纤维汇合，分别形成相应的韧带，对盆腔脏器有很强的支持作用；②中层，由上下两层坚韧的筋膜及一层薄肌肉组成，覆盖于耻骨弓与两侧坐骨结节所形成的盆底前部三角形平面上而成为三角韧带，中层也称泌尿生殖膈；③外层，由浅层筋膜和一对球海绵体肌、一对坐骨海绵体肌、一对会阴浅横肌及肛门外括约肌共同组成。

一、骨盆骨骼

骨盆由左右髋骨、骶骨与尾骨组成，并由两侧的骶髂关节、耻骨联合和骶尾关节连接成盆状骨性结构，故称为骨盆。骨盆骨骼是盆底被动支持系统中的主要部分，耻骨下支、坐骨棘和骶骨是骨盆肌肉和韧带的附着点。骨盆骨骼和韧带组成盆底的被动支持系统，骨骼和／或韧带的异常会导致盆底功能障碍性疾病的发生。

二、盆底筋膜和韧带

盆底被动支持系统除骨骼外，筋膜和韧带也是其重要组成部分。筋膜是一种纤维肌性组织，由平滑肌、胶原蛋白、弹性蛋白、神经和血管构成，并形成部分阴道壁，是阴道的主要组成成分。筋膜在悬吊或加强盆底器官和肌肉的连接等方面具有重要的作用。筋膜独立增厚的部分被称为韧带，盆底具有支撑作用的韧带和组织结构包括：耻骨尿道韧带、耻骨宫颈韧带、主韧带、宫骶韧带、盆筋膜腱弓、肛提肌腱弓、直肠阴道筋膜和会阴体等。

耻骨尿道韧带是一段增厚的肛提肌筋膜，它连接着耻骨下内侧面与尿道中段，可以支持并稳定尿道及与尿道相连接的阴道前壁。耻骨尿道韧带将尿道分为远心端和近心端两部分。耻骨尿道韧带近心端负责被动或者不自主地控尿。

尿道横纹肌括约肌正好位于耻骨尿道韧带的远心端，因此尿道中段主要负责主动或自主地控尿。

耻骨宫颈韧带也称膀胱盆腔韧带，它是耻骨联合到子宫颈筋膜组织的延续部分，包括尿道周围筋膜、膀胱周围筋膜和盆内筋膜。它位于膀胱与盆腔两侧壁之间，由膀胱壁和膀胱底区域的阴道前壁筋膜相互融合而成，其近端与子宫颈和子宫主韧带相延续，远端与尿道周围筋膜相延续。该筋膜增厚层有时也被称为膀胱盆腔筋膜，在两侧与盆内筋膜相融合，附着于盆腔侧壁的腱弓处，支撑膀胱底和阴道前壁，其损伤或退化造成的支撑力减弱将导致膀胱侧壁膨出。临床上在进行腹腔镜或经腹阴道旁缺损修补术、Burch 耻骨后穹隆悬吊术过程中可以看到阴道壁和子宫颈表面覆盖的亮白色韧带样组织即是耻骨宫颈韧带（图 1-1）。

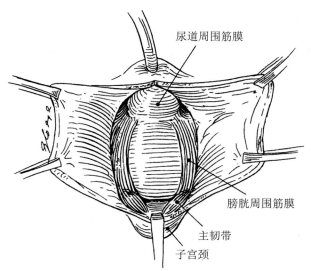

图 1-1 耻骨宫颈韧带组成示意图
包括尿道周围筋膜、膀胱周围筋膜和主韧带

主韧带是起源于坐骨大孔呈三角形样增厚的盆腔筋膜，附着于子宫、宫颈和阴道上 1/3。该韧带包含大量的血管、神经和淋巴管。主韧带在子宫后面与宫骶韧带相融合，并使子宫颈和阴道上段向骶骨方向倾斜，起到稳固子宫的作用。

　　宫骶韧带是起源于子宫颈后外侧及子宫颈内口水平阴道穹隆外侧，向后经直肠两侧至第2～第4骶椎前骨面的一束组织，由平滑肌、疏松和致密结缔组织、血管、神经和淋巴管组成。宫骶韧带延伸入肛提肌、尾骨肌和骶前筋膜。宫骶韧带牵引子宫颈向后靠近直肠，是维持子宫前倾的重要因素。

　　肛提肌腱弓和盆筋膜腱弓作为盆腔重要的筋膜组织，两者既有相同之处，也有区别。相同之处为二者均是阴道前侧壁的支持结构。肛提肌腱弓为闭孔内筋膜肛提肌筋膜的增厚部分。它起自两侧耻骨上支内面、止于坐骨棘，起点位于盆筋膜腱弓外侧并与之分开，后1/3与盆筋膜腱弓的后1/3融合，是耻尾肌后壁纤维和髂尾肌的起点，成为肛提肌的侧方"锚定点"。盆筋膜腱弓是耻尾肌和髂尾肌表面盆腔内筋膜中点的增厚部分形成的条状纤维结构。它的前部起于耻骨支内面靠近耻骨联合外侧1 cm处，在肛提肌腱弓内侧稍下方延伸；后部与肛提肌腱弓融合并止于坐骨棘。此韧带由坚韧的结缔组织束构成，从解剖学的角度看，它是盆筋膜形成的"真韧带"。盆筋膜腱弓是将盆底器官、盆底肌及盆壁筋膜组织联系起来的重要结构，其作用类似于吊桥的承力索（图1-2）。解剖命名委员会（1998年）已将肛提肌腱弓归为盆膈，而盆筋膜腱弓归为盆腔内筋膜。

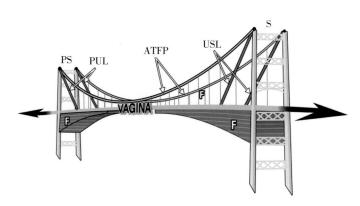

图 1-2　盆筋膜腱弓支持作用示意图
VAGINA：阴道；PS：耻骨联合；PUL：耻骨尿道韧带；ATFP：盆筋膜腱弓；USL：宫骶韧带；S：骶骨

　　直肠阴道筋膜是阴道后壁远端1/2与肛提肌腱膜的融合。它由阴道后筋膜和直肠前筋膜共同组成，二者向下在会阴体内延伸约3.5 cm处融合而成，向上与道格拉斯窝处的腹膜凹陷相连，在耻骨联合与坐骨棘中点的位置与盆筋膜腱弓融合。一般直肠阴道筋膜并不是延伸至阴道后壁全长，而是在阴道近端 1/2，阴道前后壁都从侧方与盆筋膜腱弓相连，支撑阴道解剖位置的固定。

会阴体是肛门和阴道之间的腱性结构。它是球海绵体肌、会阴浅横肌、会阴深横肌、会阴膈膜、肛门外括约肌、阴道后壁肌层、耻骨直肠肌和耻骨尾骨肌纤维的汇合点，其作用类似于码头固定缆绳的"系缆桩"，为盆底提供额外的支持。

三、肌肉结构

盆膈是由肛提肌组成。肛提肌主要由耻骨直肠肌、耻骨尾骨肌、髂尾肌等组成（图 1-3）。肛提肌呈现宽大的肌肉垫。肛提肌及其筋膜为盆内器官提供了最重要的支持作用，起到真性肌肉盆底的作用。肛提肌之间有尿道、阴道和直肠穿过的通道称为肛提肌裂隙，又称泌尿生殖裂隙。这个裂隙的前方为耻骨，两侧为肛提肌，后方为会阴体和肛门外括约肌。肛提肌通过Ⅰ类和Ⅱ类肌纤维的收缩，保持其正常的基线张力。通过向耻骨方向压迫尿道、阴道和直肠，向头侧牵拉盆底和器官从而使泌尿生殖道裂隙处于关闭状态，保证盆腔器官保持在肛提肌板之上，防止盆底及其器官的脱垂。

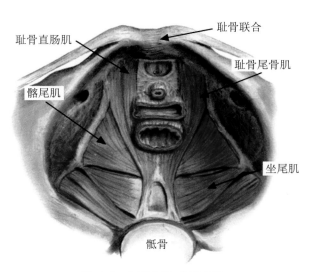

图 1-3　肛提肌组成示意图

四、盆底肌肉的神经分布

阴部神经和分布于肛提肌的神经是与盆底功能相关度最高的两组神经。阴部神经起源于骶 2 ~ 4 的椎间孔，接近并通过肛提肌尾部的阴部管。阴部神经有 3 个分支：阴蒂神经、会阴神经和痔下神经，主要分布于尿道、肛门括约肌和会阴肌肉，分别支配阴蒂、会阴肌肉组织、会阴皮肤和肛门括约肌。分布于肛提肌的神经起源于骶 3 ~ 5 的椎间孔，进入盆腔位于肛提肌表面，支配支持盆底最重要的肌肉 - 肛提肌。支配肛门内括约肌的运动神经来源于两组神经：①腰 5 至骶前交感神经丛；②骶 2 ~ 4 副交感神经纤维。由于肛提肌、尿道括约肌、肛门括约肌由来源不同的神经分支支配，因而阻断或损伤不同的神经分支就会出现不同的临床表现。例如阻断阴部神经会降低阴道和直肠的静息、动态压力及张力，同时出现耻骨直肠肌的低电位现象，最终会导致泌尿生殖道裂隙增大。

五、盆腔内筋膜和肛提肌的协同作用

完整的盆底是一个密切联系的整体。盆腔内筋膜与肛提肌之间的相互作用是盆腔器官得以支持的最重要的生物力学特征之一，二者之间需要通过很多的机制才能维持正常的盆腔支撑结构。

正常盆底器官的支持和控制功能依赖于盆底肌肉和盆底结缔组织之间的动态相互作用。如果盆底肌肉能够保持其关闭盆底的正常功能，盆腔内筋膜即使在增加腹压的情况下所承受的压力也很小；如果盆底肌肉因为神经病理性或机械性损伤导致肌肉薄弱，肛提肌板不能维持其水平位置，也就无法承托盆底器官。当盆底器官下降到处女膜环水平以下，它们将彻底失去盆底肛提肌的支持，韧带相应的就承受了全部的负荷。这时由于盆底肌肉已经无法关闭泌尿生殖裂隙，一段时间内持续的张力将使盆腔内筋膜及韧带的连接处受到拉伸，使其变的薄弱，甚至发生断裂，最终导致盆腔器官丧失正常的解剖位置，造成盆底器官的脱垂。

第二节　女性盆底支持结构与功能的学说

一、"三个水平"理论和"吊床"假说

DeLancey 于 1992 年提出了解释盆底功能的"阴道支持结构的三个水平"的理论，将支持阴道的筋膜、韧带等结缔组织在水平方向上分为上、中、下三个水平。Ⅰ水平：为阴道顶端悬吊支持，即由骶韧带和子宫主韧带复合体垂直悬吊支持子宫、阴道上 1/3，侧方由子宫骶韧带向中间与宫颈周围环连接，共同完成悬吊支持的功能，是盆底最为主要的支持力量。Ⅱ水平：阴道中段的侧方水平支持，即由耻骨宫颈筋膜和直肠阴道筋膜向两侧与盆筋膜腱弓相连，协同肛提肌发挥水平支持膀胱、阴道上 2/3 和直肠的作用。Ⅲ水平：为远端融合支持结构，由耻骨宫颈筋膜体和直肠阴道筋膜远端延伸融合于会阴体，在会阴中心腱与会阴体近端融合，支持尿道远端（图 1-4）。Ⅰ水平缺陷可导致子宫脱垂和阴道顶部脱垂，Ⅱ水平、Ⅲ水平缺陷常导致阴道前壁、后壁膨出。不同腔室和水平的脱垂之间又相互影响，例如压力性尿失禁在行耻骨后膀胱颈悬吊术（Burch 术）后常有阴道后壁膨出发生，阴道顶部脱垂在行骶棘韧带固定术后可发生阴道前壁膨出。

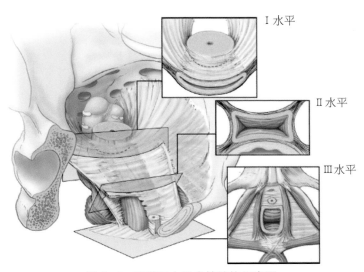

Ⅰ水平

Ⅱ水平

Ⅲ水平

图 1-4　阴道三水平支持结构示意图

1994 年，DeLancey 还提出了"吊床"假说（The Hammock Hypothesis）。该理论认为女性尿道是位于盆腔内筋膜和阴道前壁组成的类似"吊床"样组织之上。"吊床"又依赖盆筋膜腱弓、肛提肌腱弓和肛提肌的相互作用维持其稳定性。当腹压增加时，盆筋膜周围与盆筋膜腱弓、肛提肌腱弓相连的肛提肌收缩，激活"吊床"功能，尿道被牵拉而关闭尿道管腔，提高尿道内压力，有效抵消腹压升高而控制尿液的排出。如果这些起支持作用的"吊床"被破坏，可产生尿道近端的过度移动和膀胱膨出，腹压增加时，尿道不能正常闭合而增加抗力，从而发生尿失禁。经阴道中段尿道悬吊手术是基于此理论提出的，中段尿道是手术治疗压力性尿失禁的关键，这一理论将控尿手术的重点从提升尿道后角转变到恢复和加强尿道支持结构。

二、整体理论

Petros 等学者在 1993 年提出了整体理论（Integral Theory）。该理论推动盆底支持结构的基础研究和盆底功能障碍性疾病的外科手术治疗理念跃上了一个新的台阶，其核心思想是支持盆底器官的结缔组织损伤造成盆底支撑结构解剖发生改变，最终使盆底功能障碍性疾病的发生。手术应该通过修复受损的结缔组织完成解剖结构的恢复重建，从而实现盆底功能恢复的目的。该理论的基本原则是"形态（结构）重建使功能恢复"，强调了结缔组织的物理学和生物力学的基本知识是理解盆底功能、功能障碍、诊断程序和手术的前提条件。

盆底的整体理论在吸收"三个水平"理论和"吊床"假说的基础上，随着现代盆底结构解剖学和生物力学的发展，盆底的整体理论也随之得到丰富，逐步建立了定位盆底结缔组织缺陷的"三腔系统"理论（Three Compartments System）。腔室理论是将盆腔结构人为地从垂直方向分为前盆腔、中盆腔和后盆腔，前盆腔包括阴道前壁、膀胱、尿道；中盆腔包括阴道顶部、子宫；后盆腔包括阴道后壁、直肠。由此将盆底器官的脱垂量化到各个腔室。

第三节 盆底影像学在认识盆底解剖结构的应用

一、盆底超声应用于盆底结构解剖学

盆底是个庞大而复杂的系统，从解剖上涉及肌肉、结缔组织、神经、血管及器官等；从生理功能上又涉及上述组织保持良好的相互协调性才可以正常发挥盆底功能。全面清晰地理解肌肉、神经、韧带和筋膜与骨盆器官的关系将是揭示盆底功能障碍性疾病发病机制的基础，然而这方面目前尚未完全清楚。近20年来，人们认识到盆底解剖学的意义，也更加重视对诊断技术的改进和新技术的开发，于是应用于盆底结构的超声技术也应运而生。在尿失禁和排尿功能障碍患者的诊断检查中经会阴超声检查技术（TPUS）的价值已经得到公认。高清晰度三维阴道内超声（三维–EVUS）的出现能够进一步提高盆底解剖成像质量，而且盆底肌肉局部成像质量已经可以与 MRI 媲美。但是值得注意的是，超声仪器设备的使用方法和应用范围，目前尚缺乏规范化参考标准，因此，超声操作者在评估超声图像时常引起混淆。由于所使用的设备、受检者体位、操作的技术以及检查方式等不同，不同的检查者将产生不同的结果，也会影响其对盆底结构的正确识别。本节我们将论述经腹、会阴、阴道、肛管腔和直肠腔等不同途径超声识别盆底解剖结构的优缺点。

（一）经腹超声

经腹超声时，探头需要经过人体的腹部，随着腹部脂肪厚度的增加，将增大超声探头与目标器官之间的距离，加之经腹超声探头频率较低，这些均会导致尿道和盆底结构的影像分辨率差，影响了该项技术在尿失禁和排尿功能障碍诊断上的使用价值。目前经腹超声仅用于膀胱残余尿测定，测算膀胱壁的厚度等有限方面。

（二）经会阴超声

（1）经会阴二维超声使用 5 ～ 7 MHz 的凸阵探头，可以获得盆底矢状面、冠状面和斜面的图像。但是目前经会阴超声还是以正中矢状平面显示图像效果最为理想，它可以在受检者静息状态和做最大幅度的 Valsalva 动作时，对位于耻骨联合背侧面和骶骨腹侧面的解剖学结构（膀胱、尿道、阴道壁、肛管和直肠）进行测量。获取的图像包括耻骨联合前方、膀胱、尿道、子宫、阴道、直肠和肛管。同时它也可以显示肛管直肠交界处后方的耻骨直肠肌，还可以看到内含少量液体、脂肪回声或蠕动小肠的疝囊。另外，矢状面或横断面还可能显示其他的信息，例如尿道中段悬吊和盆底修补术所用的植入物图像等。

（2）经会阴三维盆底超声主要能完成图像采集、重建、容积数据分析并测量距离与面积。目前最常见的三维探头常配有 3 ～ 8 MHz 的环形电子线圈和机械函数尺，可以实现所观察区域的快速自动扫描。任何使用产科探头观察胎儿的三维成像系统也适用于盆底检查，采集图像角度和视野能包含整个肛提肌裂孔。由于受到采集图像部位、方法等限制，无法对盆底肛提肌解剖结构的细节进行显示。

（三）经阴道超声

经阴道超声已经成为盆底功能障碍性疾病诊断的重要工具，它为许多病例的临床决策提供了丰富的信息。二维超声并不能像三维超声那样提供丰富的信息，但至少可以正确反映盆腔器官的空间关系。随着全数字图像采集系统的出现，大量平行的二维超声图像可合成产生三维超声图像。在三维超声数据采集完成后，可立即获得矢状面、冠状面和横断面等多个切面的图像，甚至可以获取任意斜切面的图像。历经 20 年的技术进步，与二维超声相比，高分辨率的三维超声可以精确评估盆底肛提肌、尿道，以及二维超声不能显示的肛管直肠平面。多维重建和记录技术使研究者可以正确认识和测量盆底解剖结构，了解它们的空间关系（前盆、中盆和后盆）。这种显像模式相对容易实现，并且效率高，和其他的显像模式相关性好，能够显示盆底功能障碍患者的盆底解剖结构变化的相关信息。不利的是，腔内探头干扰正常盆腔器官在 Valsalva 动作时的移动和盆底的肌肉收缩。

（四）经肛管腔和直肠腔超声

经肛管腔和经直肠腔超声目前均使用可以 360°旋转的多频探头，频率 6 ～ 16 MHz。此项技术是判断后盆腔疾病状况的金标准，尤其是对肛管的解剖结构的显示有明显优势，可以准确地提供肛门括约肌损伤的信息。但该项技术也会因为肠管运动及肠管中的粪便、空气，以及探头与所需探查的部分存在一定距离等因素影响成像质量，出现伪像。另外，检查中受检者也会感到不适和尴尬。

二、磁共振成像应用于盆底结构解剖学

随着盆底功能障碍性疾病诊疗水平的提高，影像诊断学技术的加入，极大地推动了活体盆底解剖学的发展。对于盆底功能障碍性疾病，磁共振成像（magnetic resonance imaging，MRI）是一项有价值的技术。MRI 的研究改变了我们对于盆底解剖的认识，女性盆底区域由多个结构组成，包括括约肌、若干个解剖层次和支持成分等。作为盆底结构主要成分的肌肉和韧带可以通过 MRI 直接成像，从而真实地反映盆底解剖结构和功能。Stoker 利用高分辨率 T2 加权图像可以清晰分辨盆底的精密解剖细节，并可以提供盆底肌肉和组织损伤的病因和功能方面的重要信息。同时，Notten 等还指出，在 MRI 图像上采用无损伤、轻度损伤和重度损伤的三级分度法来评价肛提肌损伤的程度，具有较高的可靠度。Zhuang 等研究发现，盆腔器官脱垂患者肛提肌重度损伤的发生率多于对照组。Lalwani 等研究表明，MRI 检查还可动态评价盆底功能，同时也可以清晰显示耻骨宫颈筋膜的完整性及其形态学改变。

肛提肌是盆底支持的主要解剖结构，可以对抗异常腹压增加从而阻止盆腔器官发生脱垂。经过 MRI 的多年研究发现，髂尾肌的大体形态非解剖图谱上描述的如锅底状，而是近似水平位并略呈现穹隆样拱起，肌肉呈薄片状，呈扇形展开至肛提肌腱弓处进入盆腔侧壁，部分肌纤维在尾骨尖前融合形成中线脊，参与肛提肌板的组成。国内外学者在研究盆腔器官脱垂时，利用 MRI 技术评定肌肉的厚度，由此可推导肌力。动态 MRI 检查通过观察阴道的形态和肛提肌裂隙的形状，可以推测阴道膀胱筋膜的功能状态。由盆内筋膜构成的阴道旁组织对阴道起支持作用，因此，健康女性阴道侧方支持结构完整，其 MRI 轴位影像表现为典型的"H"字形。一侧阴道向侧方膨出，阴道失去典型的"H"字形，则提示阴道旁组织撕裂或缺损。动态 MRI 检查通过测量静息位和最大腹压时髂尾肌角度和肛提肌板角度的变化，观察腹压作用时肌肉的运动，可以间接反映盆底韧带和筋膜组织的功能状态。

MRI 可以为盆底提供综合而全面的显像方式，同时 MRI 具备无辐射的优点，而且 MRI 可以量化盆底肌肉萎缩程度，预知手术治疗的成败和手术本身对于盆底功能的影响，所以说 MRI 是一种非常适宜用于观察盆底形态的成像方法。源于该项技术固有的物理特性，MRI 可以作为揭示盆底病理生理学变化的极具潜力的工具。但是 MRI 应用于盆底检查的时间尚短，有如下的疑问需要在日后的工作中解答：是所有的患者都需要做吗？高清晰度、高强场的 MRI 成像技术是否会提高我们的诊断能力？如何提高医师研判 MRI 提示的盆底结构损伤的能力？如何将 MRI 所显示的异常图像与患者的实际病情相关联？MRI 帮助或者影响外科手术决策吗？MRI 会提高和改善患者的治疗预后吗？……

三、盆底解剖三维重建

女性盆腔三维可视化模型构建是指应用计算机图形学和图像处理技术，将女性盆腔的计算数据和结果转换为图形或图像在屏幕上显示，并进一步将二维平面图像重建成具有立体效果的三维可视化模型的理论、方法和技术。它涉及计算机图形学、图像处理和计算机辅助技术等多个领域，其构建的三维可视化模型不仅能够准确、直观地显示人体的三维结构，而且还能够进行进一步的计算机处理，从而为临床提供诊断信息和治疗依据。女性盆腔三维可视化模型的构建使通过断层解剖学和影像学等技术获得的庞大数据得到有效的利用，实现人与数据、人与人之间的图像通信。由于目前的盆底手术多采用针刺盲穿，路径隐匿，因此术前通过三维模型了解盆腔精细解剖成为很有意义的研究热点。

参考文献

1. De Landsheere L, Munaut C, Nusgens B, et al. Histology of the vaginal wall in women with pelvic organ prolapse: a literature review[J]. Int Urogynecol J, 2013, 24 (12)：2011-2020.

2. Kearney R, Fitzpatrick M, Brennan S, et al. Levator ani injury in primiparous women with forceps delivery for fetal distress, forceps for second stage arrest, and spontaneous delivery[J]. Int J Gynaecol Obstet, 2010, 111 (1)：19-22.

3. Haylen BT, Maher CF, Barber MD, et al. An International Urogynecological

Association（IUGA）/International Continence Society（ICS）joint report on the terminology for female pelvic organ prolapse（POP）[J]. Neurourol Urodyn, 2016, 35（2）：137−168.

4. DeLancey JO. Anatomic aspects of vaginal eversion after hysterectomy[J]. Am J Obstet Gynecol, 1992, 166（6 Pt 1）：1717−1724.

5. DeLancey JO. Structural support of the urethra as it relates to stress urinary incontinence: the hammock hypothesis[J]. Am J Obstet Gynecol, 1994, 170（6）：1713−1720.

6. Petros PE, Ulmsten UI. An integral theory and its method for the diagnosis and management of female urinary incontinence[J]. Scand J Urol Nephrol Suppl, 1993, 153：1−93.

7. Petros P. The integral system[J]. Cent European J Urol, 2011, 64（3）：110−119.

8. Lipschuetz M, Valsky DV, Shick-Naveh L, et al. Sonographic finding of postpartum levator ani muscle injury correlates with pelvic floor clinical examination[J]. Ultrasound Obstet Gynecol, 2014, 44（6）：700−703.

9. Majida M, Brækken IH, Bø K, et al. Levator hiatus dimensions and pelvic floor function in women with and without major defects of the pubovisceral muscle[J]. Int Urogynecol J, 2012 , 23（6）：707−714.

10. Fritsch H, Lienemann A, Brenner E，et al. Clinical anatomy of the pelvic floor[J]. Adv Anat Embryol Cell Biol, 2004, 175: Ⅲ − Ⅳ , 1−64.

11. Soljanik I, Brocker K, Solyanik O, et al. Imaging for urinary incontinence[J]. Urologe A, 2015, 54（7）：963−971.

12. Armstrong L, Fleischer A, Andreotti R. Three-dimensional volumetric sonography in gynecology: an overview of clinical applications[J]. Radiol Clin North Am, 2013, 51（6）：1035−1047.

13. Hainsworth AJ, Solanki D, Schizas AM, et al. Total pelvic floor ultrasound for pelvic floor defaecatory dysfunction: a pictorial review[J]. Br J Radiol, 2015, 88（1055）：20150494.

14. Stachowicz N, Stachowicz S, Morawska D, et al. Assessment of the angle

between puborectal muscles in women with and without stress urinary incontinence in three-dimensional sonograph[J]. Wiad Lek, 2014, 67（4）：447−452.

15. Murad-Regadas SM, Regadas Filho FS, Regadas FS, et al. Use of dynamic 3−dimensional transvaginal and transrectal ultrasonography to assess posterior pelvic floor dysfunction related to obstructed defecation[J]. Dis Colon Rectum, 2014, 57（2）：228−236.

16. Notten KJ, Kluivers KB, Fütterer JJ, et al. Translabial three-dimensional ultrasonography compared with magnetic resonance imaging in detecting levator ani defects[J]. Obstet Gynecol, 2014, 124（6）：1190−1197.

17. Dietz HP. Translabial ultrasound in the assessment of pelvic floor and anorectal function in women with defecatory disorders[J]. Tech Coloproctol, 2014, 18（5）：481−494.

18. Walker DK, Salibian RA, Salibian AD, et al. Overlooked diseases of the vagina: a directed anatomic-pathologic approach for imaging assessment[J]. Radiographics, 2011, 31（6）：1583−1598.

19. Jackisch T, Witzigmann H, Stelzner S. Anorectal diagnostics for proctological diseases[J]. Chirurg, 2012, 83（12）：1023−1032.

20. Kim MJ. Transrectal ultrasonography of anorectal diseases: advantages and disadvantages[J]. Ultrasonography, 2015, 34（1）：19−31.

21. Lalwani N, Moshiri M, Lee JH, et al. Magnetic resonance imaging of pelvic floor dysfunction[J]. Radiol Clin North Am, 2013, 51（6）：1127−1139.

22. Zhuang RR, Song YF, Chen ZQ, et al. Levator avulsion using a tomographic ultrasound and magnetic resonance-based model[J]. Am J Obstet Gynecol, 2011, 205（3）：232.e1−8.

23. Stoker J, Halligan S, Bartram CI. Pelvic floor imaging[J]. Radiology, 2001, 218（3）：621−641.

第二章 / 盆底解剖结构异常与女性盆底功能障碍疾病

妊娠、阴道分娩、老龄化、体内激素水平变化、结缔组织病、中枢神经系统疾病、家族遗传性疾病及盆腔手术等因素均可导致盆底肌、筋膜、韧带等支持结构的薄弱、断裂、缺损，从而引发盆底功能障碍性疾病。这类疾病主要包括尿失禁和盆腔器官脱垂等。本章主要从"三腔系统"和"三个水平"两个方面，全面剖析盆底功能障碍性疾病的临床症状和体征与盆底解剖结构异常的关系。

第一节　从"三腔系统"看盆底支持系统异常及其表现

"三腔系统"的腔室理论是人为地将盆腔分为前盆腔、中盆腔和后盆腔等三个腔隙。前盆腔包括阴道前壁、膀胱、尿道；中盆腔包括阴道顶部、子宫；后盆腔包括阴道后壁、直肠。"三腔系统"的腔室理论创建的目的就是将盆底器官的脱垂量化到各个腔室，有利于将盆底功能障碍性疾病进行精确区分并量化，方便评价治疗效果及学术交流。

一、前盆腔

前盆腔的支持依赖于盆筋膜腱弓，通过它将阴道和尿道周围组织连接到盆壁的肌肉和筋膜（图 2-1）。盆筋膜腱弓分布在骨盆的两侧，是一束结缔组织，一端附着于耻骨内面的下 1/6，距中线外侧 1 cm，另一端附着于坐骨棘。

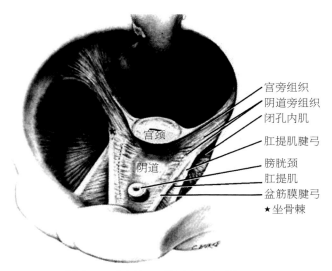

图 2-1　宫颈与阴道侧方固定的解剖图

　　阴道前壁附着于盆筋膜腱弓的筋膜被称为阴道旁筋膜。阴道前壁的中央缺陷，导致"扩张性的膀胱膨出"。阴道前壁侧向与盆腔侧壁盆筋膜腱弓分离，可导致"移位性膀胱膨出"。研究显示前盆腔脱垂的女性患者膀胱膨出的发生机制中，多数是因为盆筋膜腱弓与坐骨棘分离，而很少来自于盆筋膜腱弓与耻骨的分离。耻骨宫颈筋膜、盆筋膜腱弓与耻骨和坐骨棘的锚定点稳定连接的时候，会形成一个梯形结构（图 2-2A），当盆筋膜腱弓与坐骨棘锚定点脱离时，导致筋膜面成为向下摆动的梯形（图 2-2B），膀胱、尿道等器官就失去了支撑力，从阴道前壁经过阴道口脱出（图 2-2D）。

　　前盆腔的盆底功能障碍主要是尿道或膀胱发生脱垂，临床表现为阴道前壁膨出。由于上述原因，阴道前壁膨出最主要表现是泌尿系统症状。

　　正常生理状态下膀胱颈通常维持在比膀胱底部高的位置，这样形成了一种"阀门"作用。膀胱颈和尿道由肌筋膜层支撑，从而悬吊这些结构于耻骨和盆壁之间，能有效地防止它们在腹内压增加时位置下移。当腹压增加时，膀胱底部会轻度旋转，弯向较为固定的尿道，使两者之间的"阀门"作用进一步加强。正常健康女性存在一套复杂的代偿机制，特别是当咳嗽、打喷嚏、行走及张力增高等腹压增大时，能维持足够的出口阻力以强化控尿能力。尿道支持结构的损伤常常表现为压力性或混合性尿失禁。与压力性尿失禁有关的精确解剖学机

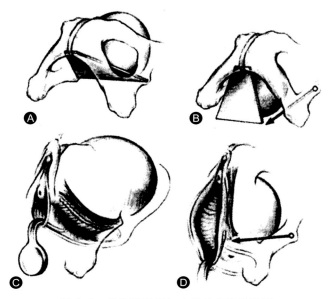

图 2-2　盆筋膜腱弓与坐骨棘分离效果图

A. 正常呈现梯形的耻骨宫颈韧带与耻骨和坐骨棘附着完好；B. 梯形平面与坐骨棘分离，导致筋膜平面向
下摆动；C.阴道窥诊时正常的阴道前壁；D. 盆筋膜腱弓从背侧与坐骨棘脱离的情况

制目前还存在争议。既往临床医生大多数认为耻骨尿道韧带损伤会导致尿道中段和近段发生翻转下垂，从而导致压力性尿失禁。近年来，随着基础和功能解剖学的发展，研究发现耻骨宫颈筋膜在阴道两侧从盆筋膜腱弓分离，引起此处的支持功能受损，最终引起生理功能异常，发生压力性尿失禁。按照这个理论，正常生理情况下，耻骨宫颈筋膜是控制尿液排出的重要结构。当阴道旁组织发生损伤后，这种结构被破坏，在腹腔内压力增加的情况下就会发生尿失禁。另外，围绝经期和绝经期因为雌激素的撤退引起阴道旁组织萎缩，导致耻骨宫颈筋膜的支撑力量不足或者结构异常，也会发生或者加重压力性尿失禁症状。虽然不能明确所有压力性尿失禁患者的具体发病机制以及病因，但阴道前壁脱垂患者的首要症状是在腹内压增加的情况下出现非自主的尿失禁，影响患者的生活和社交活动。因此，压力性尿失禁被称为"社交癌"，罹患压力性尿失禁的患者被称为"膀胱居士"，严重影响患者的生活质量。

　　膀胱膨出从解剖学上被视为膀胱疝。膀胱疝的定义是：无论在静止期还是张力期，膀胱底部都下降到耻骨联合内支的下方。根据阴道前壁脱垂的程度将膀胱疝分为四级。膀胱疝 I 级和 II 级表明在张力期时阴道前壁活动程度是由轻度到中度，常小于 2 cm，一般不出现临床症状，除非膀胱颈和尿道的活动度非常高才会导致尿失禁。膀胱疝 III 级是在张力期时膀胱底部和阴道前壁下降到阴道口。膀胱疝 IV 级是在静止期时膀胱底部和阴道前壁已膨出阴道口。传统观点认为，诸如妊娠、阴道分娩等高危因素导致的耻骨宫颈间隔薄弱、撕裂或断裂，是导致膀胱膨出的主要病因。现代观点则认为耻骨宫颈间隔在阴道两侧从盆筋膜腱弓的分离断裂和近端横行缺损是引起膀胱膨出的真正原因。大量的基础研究和临床实践证实，只要耻骨宫颈间隔的近端和子宫颈周围环在阴道中段两侧发生断裂就会出现膀胱脱垂。当发生膀胱膨出时，由于膀胱底脱垂到尿道内口下方，最常见的问题是膀胱不能充分排空，出现排尿不净，进而造成尿频和夜尿。膀胱持续排空障碍，最终患者会出现尿急和急迫性尿失禁。随后会出现泌尿系统感染，需要及时处理，否则会发展成慢性感染，治疗非常困难。患者可能自觉不能充分排空膀胱，需要不断地增加腹压的 Valsalva 动作来帮助排空膀胱。患者任何固定膈肌的动作或为排空膀胱而反复向下用力地动作都会加重膀胱膨出的程度以及其他器官脱垂的程度。

二、中盆腔

中盆腔的主要器官是子宫和阴道。子宫骶韧带和主韧带的复合体是子宫和阴道穹隆最关键的支持结构。这些结构的松弛不仅导致阴道前壁脱垂，也可以引起阴道穹隆脱垂、子宫脱垂及肠疝。

子宫颈通过阴道口脱出称为子宫脱垂。处女膜是判断子宫脱垂为完全脱垂和不完全脱垂的重要解剖学标志。子宫脱垂的常见原因是子宫阴道周围筋膜复合体的悬吊轴损伤。而这个悬吊轴损伤最常见的原因是分娩过程中的损伤，损伤部位在坐骨棘之间。分娩过程中坐骨棘之间的损伤导致子宫骶韧带、子宫颈周围环状筋膜以及近端阴道直肠间隔的连续性遭到破坏。由于子宫骶韧带的断裂，断裂的子宫骶韧带缩附到骶骨上，子宫颈会通过泌尿生殖裂孔下降并脱垂。患者往往会主诉撞击性性交痛，性生活后感到沉重或伴有阵发性绞痛等症状。如果患者的子宫脱垂伴有严重的临床症状和体征，则必须采用子宫悬吊或者行子宫全切术，同时采用外科修补手术方式治疗伴随的其他盆腔支持缺陷。

阴道穹隆脱垂多见于全子宫切除术后。全子宫切除术后应该将子宫骶韧带的断端缝合到阴道断端，进行基础的盆底重建，否则多数患者会在术后发生阴道断端脱垂即穹隆脱垂。阴道穹隆膨出或外翻需要采用经腹或腹腔镜的骶前固定术、经阴道骶棘韧带、髂尾筋膜固定术等方式治疗。

盆底腹膜自阴道顶端脱垂并伴随其内容物膨出称为小肠疝。大多数的小肠疝继发于子宫切除术后，其常发生于阴道后上部与道格拉斯陷凹相连处。这种情况下盆底壁层腹膜往往与阴道上皮直接相连，其间的筋膜组织已经缺失，即近端直肠阴道间隔与子宫骶韧带在两侧发生断裂，同时近端直肠阴道间隔与子宫颈周围环状筋膜在中线位置也发生断裂。

肠疝通常被分为四型：①先天性肠疝是由于腹膜层在直肠阴道间隔水平融合失败造成的，不伴有膀胱疝及直肠疝；②牵拉型肠疝是指当阴道穹隆或子宫膨出时在尾部牵引出腹膜；③膨出型肠疝是慢性压力持续作用在阴道穹隆上的结果，该压力形成一个疝囊，同时在尾部推压阴道穹隆，形成一个沿着直肠表面滑动的阴道穹隆和前壁疝，膨出型肠疝很少伴有子宫脱垂；④医源型肠疝是由于外科手术导致阴道轴线改变，使道格拉斯陷凹无法受到支撑保护的结果，通常而言，此类型肠疝常出现在 Burch 阴道悬吊术后，发生率大约为 26.7%。

随着小肠疝的体积不断增大，肠系膜会受到牵拉，患者也会感到严重不适。值得注意的是，小肠疝是仅有的能够引起严重不适的盆腔器官脱垂的疾病。患者感觉到疼痛的位置在中下腹部，位置很深。长时间处于站立姿势后，疼痛的症状会加重。患者在大便和排尿的过程中，如果进行 Valsalva 动作，这种疼痛的程度同样会加重。对于手术医生来说，处理小肠疝有一定难度，其主要原因是造成小肠疝的解剖损伤位置相对难以确定。

三、后盆腔

后盆腔是由盆底层（肛提肌的耻骨尾骨部分）和会阴区层的两种不同层面肌肉筋膜所支持，同时在阴道后壁组成直肠前和直肠旁筋膜。而会阴区由球海绵体肌、会阴横行肌的浅层和深层、肛门外括约肌以及会阴中心腱组成（图 2-3）。在正常女性中，阴道上 2/3 部分与水平面成角为 110°，阴道近端与远端的转折点正是位于阴道穿出盆底处，受肛提肌和尿生殖膈支撑程度的影响。因此，阴道的近端部分呈水平状横卧于肛提肌层上（图 2-4）。肛提肌收缩使阴道前倾，并且增加阴道近端和远端的成角度，从而提升对膀胱底部、子宫和直肠的支持力量。肛提肌损伤或松弛会扩大肛提肌裂孔、延长生殖道裂隙前后径线，导致阴道正常轴线消失，结果是阴道后壁变平，腹压更易使阴道后壁向前膨出。

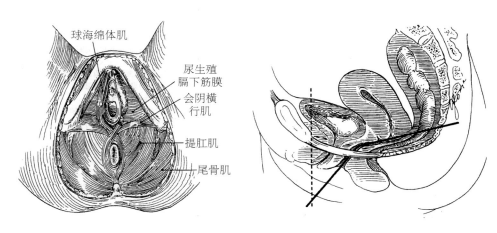

图 2-3　支撑阴道后壁和直肠的会阴肌　　　　图 2-4　正常阴道轴线的盆腔矢状面示意图
　　　　群示意图

　　后盆腔结构功能障碍主要表现为直肠膨出和会阴体组织的缺陷。

　　直肠疝是指直肠通过薄弱的直肠阴道间隔在阴道内形成疝。造成直肠疝的原因是直肠阴道间隔近端筋膜与子宫骶韧带以及子宫颈周围环状筋膜之间连续性发生断裂，与前面所述的小肠疝的机制非常相似。也就是说，与传统的教学理念和理论相反，目前认为小肠疝和直肠疝发生的盆底筋膜损伤的位置相同，二者通过相同的筋膜缺损脱垂并进入阴道。另外，会阴脱垂同样是因为近端直肠阴道间隔的损伤而形成的。也就是说，小肠疝、直肠疝和会阴脱垂都是在坐骨棘水平和坐骨棘之间的盆底筋膜发生损伤所致。结构健全的直肠阴道间隔具有引导粪便从直肠壶腹进入肛管的功能。直肠疝发生后，粪便从直肠壶腹向肛管前进的过程中会"掉入"直肠疝形成的"陷阱"，结果导致粪便排出困难和排不净感，患者会采用 Valsalva 动作试图排净大便，导致直肠疝进一步增大，粪便排出越来越困难，如此恶性循环，这种情况称为梗阻性排便综合征。另外，患者还可能会出现诸如阴道坠胀感、阴道口肿物膨出以及性功能障碍等情况。

临床上可以通过查体来诊断阴道后壁支持结构的缺陷。通过在阴道前部放置单叶阴道窥器顶住阴道前壁和膀胱，嘱患者增加腹压，发现阴道后壁有肿物膨出，即可疑诊为直肠疝。肛门指诊能发现直肠阴道间隔明显的薄弱缺损（图 2-5）。另外，还能发现阴道远端和近端之间正常角度消失。盆底二维超声可以动态观测到直肠膨出的影像，并可以与小肠疝进行鉴别；盆底超声的三维立体重建可以清晰显示直肠阴道间隔缺损的部位和面积，指导临床进行精准的手术修补术。具体内容在后面的章节有详细的介绍。

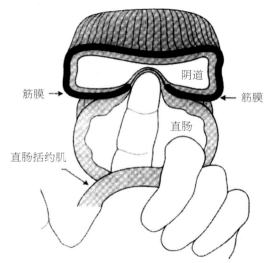

图 2-5　肛门指诊探及直肠阴道间隔的缺损部位

　　会阴往往随着直肠疝逐渐松弛，直肠阴道间隔的筋膜断端之间的距离将逐渐增大，其脱垂的程度也会越来越重。会阴疝形成或会阴松弛大多来自于分娩过程中会阴撕裂，但未进行有效的解剖恢复，会阴局部存在的解剖缺陷导致会阴中心腱功能弱化。当腹压增大时，会阴唇系带与肛门之间的距离加大，会阴向外膨出，阴道口进一步扩大。正常情况下，会阴体应该在坐骨结节连线水平以上。临床上患者进行 Valsalva 动作时，会阴体向下超过两侧坐骨结节连线水平大于 1 cm 即可诊断为会阴松弛。会阴松弛可伴有或不伴有直肠疝及会阴脱垂，给患者带来明显不适，特别是在患者处于坐位时会感觉到脱落的肛管边缘受到挤压。

　　同时肛门外括约肌的受损也多来自于产科损伤，Ⅲ度和Ⅳ度会阴撕裂伤会损伤到会阴中心腱、肛门括约肌和／或直肠。另外，肛门括约肌的松弛或缺损也有神经源性的损伤结果参与其中。当肛门外括约肌损伤到一定程度后，多数患者表现为对直肠内气体和液体粪便的控制能力下降或消失，严重者将导致固体粪便失禁。

第二节　从"三个水平"看盆底支持系统异常及其表现

子宫和阴道的支持在不同区域是不同的。宫颈和阴道上 1/3（Ⅰ水平）有站立位呈垂直方向的悬吊纤维附着，而阴道的中间部分（Ⅱ水平）具有更多向侧方盆壁的直接贴附结构，在最末端区域（Ⅲ水平），阴道直接贴附于周围的结构（图 2-6）。在这个水平上肛提肌和会阴膜具有重要的支持功能。

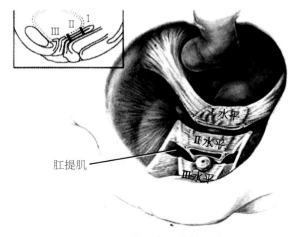

图 2-6　阴道三水平支持示意图

在生殖道的上半部分有一个连接组织复合体将全部盆腔脏器固定于盆壁。这个由盆腔内筋膜形成的一个连续片状的系膜，从头端的子宫延伸至下方阴道与肛提肌连接处。贴附子宫的筋膜区域被称为宫旁组织，主要由子宫骶韧带和主韧带共同形成宫旁组织；贴附于阴道的筋膜部分则被称为阴道旁组织。Ⅰ水平由宫旁组织和阴道旁组织共同组成，支持子宫和阴道上 1/3。Ⅰ水平的阴道旁组织部分包括一个相对长的片状组织，通过将阴道上部连接于盆壁进行悬吊。

子宫骶韧带是这个支持力量的重要部分。

在Ⅱ水平，阴道旁组织的形态发生改变，形成更为直接的侧方附着物，将阴道固定于盆壁。这些侧方的附着物具有功能性意义，例如，它们在膀胱和直肠间横向牵拉阴道。在阴道远端（Ⅲ水平）阴道壁直接贴附于周围的结构，而不需要借助于任何的阴道旁组织。阴道在前方与尿道融合，在后方与会阴体融合，两侧与肛提肌融合。

Ⅰ水平支持结构的损伤和缺陷可以导致子宫或阴道上段脱垂，Ⅱ水平和Ⅲ水平阴道支持结构的缺陷将导致阴道前后壁的脱垂。这些不同缺陷的组合可以表现出临床上各种各样的症状和体征。

总之，盆底肌肉、结缔组织解剖结构的完整性、功能协调性和盆底神经的正常功能，三者完美组合是保证盆底正常生理功能的关键。在妊娠尤其是分娩的过程中，盆腔的上述结构都要承受非常大的力量。研究发现，在阴道分娩的过程中，阴部神经受到牵拉的程度非常接近神经损伤的程度。在承受足够大拉力的情况下，盆底肌肉会发生撕脱性损伤或分离，同样阴部神经也会发生损伤。盆底肌肉的损伤将导致盆底解剖结构改变，随之出现盆底功能异常，盆底神经损伤将导致神经传导和神经营养功能降低或消失，盆底肌肉和神经的共同损伤将出现盆底结构的损伤和盆底支持结构的萎缩。肌肉疾病和神经疾病同样对于盆腔器官脱垂有促进作用。盆底作为一个解剖结构复杂、功能多样的系统，其功能异常涉及多方面的原因，需要泌尿专业、胃肠专业、神经电生理专业、妇产科专业和康复专业等多学科协作，才能为盆底功能障碍性疾病提供全面的、科学的和规范化的诊断和治疗方案。

参考文献

1. Billecocq S, Morel MP, Fritel X. Levator ani trauma after childbirth, from stretch injury to avulsion:review of the literature[J]. Prog Urol, 2013, 23（8）：511−518.

2. Schwertner-Tiepelmann N, Thakar R, Sultan AH, et al. Obstetric levator ani muscle injuries: current status[J]. Ultrasound Obstet Gynecol, 2012, 39（4）：372−383.

3. Rørtveit G, Hannestad YS. Association between mode of delivery and pelvic floor dysfunction[J]. Tidsskr Nor Laegeforen, 2014, 134（19）：1848−1852.

4. Lim VF, Khoo JK, Wong V, et al. Recent studies of genetic dysfunction in pelvic organ prolapse: the role of collagen defects[J]. Aust N Z J Obstet Gynaecol, 2014, 54 (3): 198−205.

5. Wood LN, Anger JT. Urinary incontinence in women[J]. BMJ, 2014, 349: g4531.

6. Giulio A Santoro, Andrzej P Wieczorek, Clive I Bartram. Pelvic Floor Disorders Imaging and Multidisciplinary Approach to Management[M]. Italia: Springer, 2010: 7−14.

7. Blaivas JG, Romanzi LJ, Heritz DM. Urinary incontinence: pathophysiology, evaluation, treatment overview, and nonsurgical management // Walsh PC, Retik AB, Vaughan ED, et al[M]. Campbell's Urology. Philadelphia: W.B. Saunders, 1998: 1007−1043.

8. Naranjo-Ortiz C, Shek KL, Martin AJ, et al. What is normal bladder neck anatomy[J]. Int Urogynecol J, 2016, 27 (6): 945−950.

9. Loukas M, Joseph S, Etienne D, et al. Topography and landmarks for the nerve supply to the levator ani and its relevance to pelvic floor pathologies[J]. Clin Anat, 2016, 29 (4): 516−523.

10. Otcenasek M, Gauruder-Burmester A, Haak LA, et al. Paravaginal defect: A new classification of fascial and muscle tears in the paravaginal region[J]. Clin Anat, 2016, 29 (4): 524−529.

11. Thibault-Gagnon S, Morin M. Active and Passive Components of Pelvic Floor Muscle Tone in Women with Provoked Vestibulodynia: A Perspective Based on a Review of the Literature[J]. J Sex Med, 2015, 12 (11): 2178−2189.

12. Naumann G, Kölbl H. Current developments and perspectives on the diagnosis and treatment of urinary incontinence and genital prolapse in women[J]. Aktuelle Urol, 2013, 44 (3): 201−206.

13. Lone F, Sultan AH, Stankiewicz A, et al. Interobserver agreement of multicompartment ultrasound in the assessment of pelvic floor anatomy[J]. Br J Radiol, 2016, 89 (1059): 20150704.

14. Sandip P Vasavada, Rodney A, Appell, Peter K Sand, et al. Female Urology, Urogynecology, and Voiding Dysfunction[M]. Francies: Informa Healthcare, 2005: 3−17.

15. Maldonado PA, Wai CY. Pelvic Organ Prolapse: New Concepts in Pelvic Floor Anatomy[J]. Obstet Gynecol Clin North Am, 2016, 43 (1): 15−26.

第三章

盆底神经解剖与盆底功能调节

盆底肌是由多个神经系统整合控制的横纹肌，接受感觉运动系统的中枢调控。盆底肌功能隶属于骶神经功能，具体包括下尿路功能、肛肠排便功能和性交功能。本章主要介绍盆底肌的神经解剖学及其神经控制活动模式、肛提肌的功能及肛提肌功能障碍等。

第一节 盆底神经解剖学及其神经控制活动模式

盆底神经包括躯体神经和自主神经。躯体神经来自于腰骶神经丛，自主神经来自于骶交感干、腹下丛和内脏神经（图 3-1）。

一、躯体神经

1. **闭孔神经** 来自腰丛，先在腰大肌内下行，至骨盆入口处由腰大肌内侧缘穿出，行于髂总血管后方，髂内血管外侧，然后沿闭孔内肌表面向下前行，与闭孔血管汇合后穿闭孔至股部。

2. **生殖股神经** 由第 1 腰神经前支小部纤维及第 2 腰神经前支大部组成。穿腰大肌在其前面下行，沿髂总动脉外侧，在输尿管后方分为股支与生殖支。生殖支与子宫圆韧带伴行，穿过腹股沟管，分支至大阴唇。

3. **骶丛和尾丛** 腰骶干和第 1～4 骶神经前支组成骶丛，位于梨状肌前面，其分支经梨状肌上、下孔出盆腔，分布于臀部、会阴及下肢。第 4 骶神经前支的降支、第 5 骶神经前支和尾神经的前支合成小的尾丛，位于尾骨肌的上面，主要发出肛尾神经，穿过骶结节韧带，分布于邻近的皮肤。骶丛分支主要有臀上神经、臀下神经、阴部神经、股后皮神经、坐骨神经等。在一些女性中，第

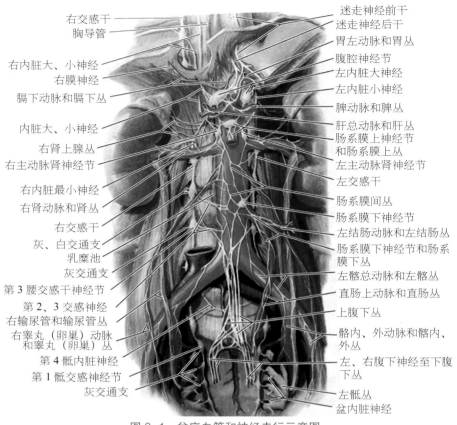

图 3-1　盆底血管和神经走行示意图

5 骶神经直接发出一条单独的神经独立支配耻骨直肠肌。

二、自主神经

1. **骶交感干**　由腰交感干延续而来，沿骶前孔内侧下降，至尾骨处与对侧骶交感干汇合，每条骶交感干上有 3～4 个神经，其节后纤维部分参与组成盆丛，部分形成灰交通支，连于骶神经和尾神经。

2. **腹下丛**　可分为上腹下丛和下腹下丛。上腹下丛又称骶前神经，由腹主动脉丛经第 5 腰椎体前面下降而来。此丛发出左、右腹下神经行至第 3 骶椎高度，与同侧盆内脏神经和骶交感干的节后纤维共同组成左、右下腹下丛，又称盆丛。该丛位于直肠、子宫颈、阴道穹隆的两侧和膀胱的后方。其纤维随髂内动脉的分支分别形成膀胱丛、子宫阴道丛和直肠丛等，随相应的血管入脏器。

3. **盆内脏神经** 又称盆神经，属于副交感神经，较细小，共3支，由第2～4骶神经前支中的副交感神经节前纤维组成。此神经加入盆丛，与交感神经纤维一起走行至盆内脏器，在脏器附近或壁内的副交感神经节交换神经元。节后纤维分布于结肠左曲以下的消化道、盆内脏器及外阴等。第3骶神经和第4骶神经发出的内脏神经直接支配肛提肌。

神经支配是从解剖层面阐述中枢神经系统与外周神经系统的联系，与手术解剖密切相关；神经调控指的是在神经解剖基础上的生理行为。所以功能性的神经调控和解剖学的神经支配并不等同。

在尿动力学检查中，静息状态下即使患者处于睡眠状态，横纹状括约肌也会产生持续活动，这种肌肉的自主活动称之为张力，它依赖于部分运动神经元的激活。膀胱充盈过程中，肌肉静息张力增大。任何反射性收缩或自主收缩都依赖于运动单元数目增大。静息状态下球海绵体肌未能测得张力，而肛提肌可测得自主运动神经元活动。膀胱胀满状态下可测得正常女性肛提肌自主运动神经元活动增加，逼尿肌收缩前肌电活动消失，说明排尿时尿道括约肌和盆底肌的张力活动受抑制，引起肌肉松弛。根据电极插入位置不同，发现不同成分肛提肌的功能不同。静息时肛提肌的运动元仍处于活动状态，并形成与呼吸模式相似的增强 - 减弱模式，称之为静息张力反射。组织形态学检测发现肛提肌分为Ⅰ类肌纤维和Ⅱ类肌纤维，不同肌肉分支中所占比重不同。肌肉的神经调节包括对具有不同兴奋阈值肌肉成分的协调运动进行微调。人类尿道和肛门括约肌无肌梭，其反射性收缩活动与肛提肌不同，主要依靠皮肤黏膜的传入纤维。肛提肌存在肌梭和高尔基腱器官，可以自由调节肌肉长度和张力，在调节盆腔器官功能反射性活动中相互协调。

临床上盆底肌的反射活动可通过"咳嗽反射"引出并进行电生理评估。这不仅仅是盆底肌反射，也是多组肌群协调作用的结果。机械或化学刺激激活盆底肌引出球海绵体反射和肛门反射。对前庭大腺、阴蒂背侧或阴蒂神经机械刺激也会引出球海绵体反射.球海绵体反射是单突触反射，肛门反射是多突触反射。肛周的疼痛刺激可引发多突触肛门反射。括约肌持续的张力活动是低阈值运动元和反射弧或反射弧以上起源的连续传入信号持续输入的结果，这一持续活动受皮肤刺激、盆腔器官牵拉或腹压改变控制。疼痛刺激也可引发盆底肌活动增加，肛门反射是典型的疼痛刺激性反射。目前，普遍认为盆腔器官慢性疼痛引起反射性盆底肌活动增加，盆底肌过度活动是否会引起疼痛，目前还不清楚。

盆底肌协调盆腔脏器平滑肌、横纹肌状括约肌等参与自主收缩活动以适应盆腔功能变化，如支持盆腔器官、下尿路和肛肠括约功能、性唤起反应、性高潮等。这一系列行为可理解为中枢神经系统的"模式启动器"启动，这些"模式启动器"是先天具有的，盆底肌受中枢神经系统各部位协调控制。

第二节　肛提肌的功能

一、肛提肌在控尿和控便中的作用

肛提肌在控尿和控便中有两个组件：内部组件和外部组件。内部组件包括膀胱逼尿肌和内括约肌：内括约肌为光滑的纤维组成的不自主肌，它是由外部组件自主控制的。外部组件包括肛提肌和尿道或肛门外括约肌，它们的肌纤维均为条纹状。内部组件执行功能为反射性的，内括约肌会反射性地松弛。然而，控尿和控便行为的连续性取决于外部组件。如果发生排尿和排便动作，内括约肌会自主松弛，这似乎有缓解紧张的作用。外部组件引起腹压升高，具有两个目的：帮助膀胱逼尿肌将尿排出和启动肛提肌的收缩，这是由肛提肌紧张反射引起的。虽然腹压增加使膀胱逼尿肌收缩，但由于外部组件处于肛提肌以下，所以它不会影响尿道、肛管及阴道。

肛提肌的收缩有三重作用：缩短并扩大尿道、肛管和阴道；将这些结构固定并悬吊于骨盆两侧；通过穿过括约肌的悬韧带终末纤维将下部的尿道或肛门括约肌打开。三重作用相互协调，使尿道口、阴道口或肛门口开放（图3-2，图3-3），故肛提肌收缩的最终结果是尿道和肛管打开并将其内容物排出。

排尿期间膀胱尿道肌肉的行为是通过一系列的反射调整和协调的。排尿时膀胱逼尿肌收缩，伴随尿道内括约肌协同松弛。膀胱逼尿肌收缩引发两个反射：肛提肌和耻骨直肠肌自发向相反的方向收缩。肛提肌收缩，其功能为打开膀胱颈；耻骨直肠肌的收缩会引起耻骨尾骨肌收缩，从而导致膀胱颈关闭。与此同

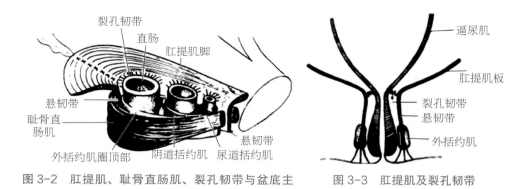

图 3-2　肛提肌、耻骨直肠肌、裂孔韧带与盆底主　　　　图 3-3　肛提肌及裂孔韧带
　　　　要器官的毗邻关系

时，肛提肌尿道反射性引起肛提肌收缩，进而引发尿道括约肌收缩。因此，虽然肛提肌收缩功能为打开膀胱颈，但尿液是否排出是由双括约肌控制的。当双括约肌收缩时，膀胱颈只是起到暂时的关闭作用，而判断排尿与否则是依靠中枢系统的最终决定。如果环境许可，双括约肌松弛，尿液排出；如果环境不许可，双括约肌将会自发收缩，使膀胱颈保持关闭的状态。这会引发终止排尿反射的两种反射活动（A3 反射）：①肛提肌 - 耻骨尾骨反射导致肛提肌松弛；②膀胱逼尿肌通过自主负反馈发生松弛。外括约肌的收缩通过负反馈阻止内括约肌的松弛，最终反射性地引起逼尿肌的舒张和排尿反射的停止。当排尿欲望逐渐消退时，耻骨直肠肌及括约肌松弛，继续保持尿道内外括约肌的静息状态。

　　肛门直肠相关的肌肉组织，受意识控制而产生反射，于是排便。肠内容物体积增加，刺激肠壁内牵张感受器使直肠内环肌扩张。反之，发生直肠肛管抑制反射时，直肠内环肌收缩，内括约肌松弛。逼尿肌收缩会触发两种反射：耻骨直肠肌反射和直肠肛提肌反射，这两种反射同时发生，却有完全相反的功能。直肠肛提肌反射引起肛提肌收缩，肛管扩张；而耻骨直肠肌反射引起耻骨直肠肌收缩，肛管闭合，除非此时有便意，肛管才会扩张。

　　耻骨直肠肌的自发收缩可诱发两种反射：肛提肌 - 耻骨直肠肌反射结果为肛提肌松弛，这也会抑制直肠肛管抑制反射；直肠肛管抑制反射会引起内括约肌的松弛。因此，耻骨直肠肌的自发性收缩，通过相应的抑制性反射，使内括约肌收缩，减少排便的欲望。一旦环境允许，便意又恢复，耻骨直肠肌松弛，产生排便。

二、肛提肌在性行为中的作用

阴道与盆底肌肉关系密切。研究证明，通过阴道肛提肌反射的调节作用，阴道以上的肛提肌收缩可以引起阴道扩张。肛提肌板收缩由圆锥形变成扁平状，向上和向侧方牵拉附着于阴道后穹隆侧方的裂孔韧带。这种提拉及打开的作用，引起阴道管延长、变窄，同时也有垂直提升子宫的作用。由于裂孔韧带的牵拉，阴道上部包括后穹隆变宽呈球状；阴道括约肌和耻骨直肠肌与阴道下部关系密切且具有支持作用，能阻止阴道下部扩张为球状（图3-4，图3-5）。因此，阴道的延长及变窄，伴随着耻骨直肠肌及阴道括约肌收缩的紧缩效果，有利于使阴道充分容纳阴茎。同时，裂孔韧带伴随着肛提肌板收缩也会引起阴道口的增大和外翻，有利于阴茎进入。

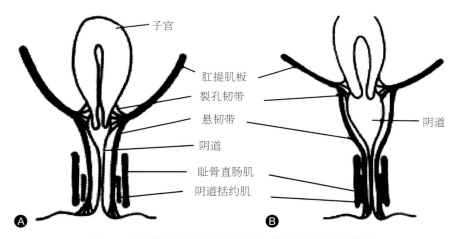

图 3-4　肛提肌及耻骨直肠肌收缩对阴道及子宫的影响
A. 静息状态；B. 收缩状态

在性行为中，阴茎进入引起阴道扩张，随之引发阴道肛提肌反射和阴道耻骨直肠肌反射。肛提肌收缩导致生殖器的反应，加强了性功能，如阴道的伸展和舒张使得阴茎容易进入。性行为过程中，盆腔子宫提升、阴道伸长及其上部扩张、阴道穹隆不规则收缩等这些现象以前未能得到很好地解释，而现在一些研究人员将其归因于子宫旁组织的平滑肌纤维收缩。子宫旁组织的主要作用是支持子宫及阴道上部，其所包含的纤维结构分散，不可能形成具有上述作用的

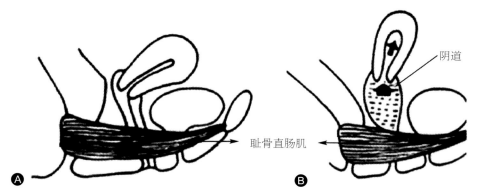

图 3-5　肛提肌及耻骨直肠肌收缩对阴道及子宫的影响（侧面观）
A. 静息状态；B. 收缩状态

平滑肌。阴道肛提肌反射很好地解释了性行为中的这些情况。因此，有理由相信阴茎插入导致的阴道扩张，会伴随肛提肌收缩，继而导致生殖器的反应。盆底肌收缩时，盆底升高，同时向两侧收缩牵拉，提起阴道上端和宫颈，延长阴道，同时使阴道上端扩张。性行为中，阴道穹隆的收缩，似乎只是在阴茎插入时阴道肌肉发生了简单的收缩。

　　女性在性行为中的生理性变化很可能促进男性的性功能，阴道的伸长、子宫的提升有助于阴茎 - 阴道的相互适应。此外，子宫提升使宫颈不会接触到深入的阴茎，从而避免了和阴茎相互摩擦所造成的不适感。与阴道上部扩张相对应的生理作用并不十分清楚。阴道明显扩张的上部，包括阴道穹隆，很可能是精液的贮存池，以防止精液从阴道溢出，这部分位置接近宫颈，为该设想提供了依据。

　　早期研究表明，刺激阴蒂或子宫颈时，肛提肌和耻骨直肠肌收缩，这些可以从阴道压力的增加以及肌电图提示的活动增强中得到验证，这些现象在阴道活动和宫颈活动反射中会出现。刺激阴蒂或宫颈时，子宫、阴道会发生某些变化，而这些变化会产生以下 2 个影响：增强两性的性反应；为子宫及阴道参与生殖过程做准备。

　　刺激阴蒂或宫颈可诱发肛提肌收缩，裂孔韧带受到牵拉，阴道穹隆部骤然扩张，此时阴道压力降低。同时，耻骨直肠肌和阴道括约肌协同作用，闭合阴道外 2/3 部，这又增加了阴道压力。球海绵体肌在阴道口处环绕阴道下部，或许是加上它的收缩作用，阴道外 1/3 压力较阴道中 1/3 高。另外，刺激阴蒂时子宫压力下降。由此推测，阴道活动和宫颈活动反射在性行为中应该有重要作用。

在性交时阴茎插入，机械地刺激阴蒂、宫颈，或许会引发某种反射，以加强两性的性反应。这包括了阴蒂 - 宫颈活动反射和阴道 - 宫颈活动反射，其中涉及肛提肌、耻骨直肠肌和球海绵体肌。阴道口和阴道外 2/3 肌肉的节律性舒缩，可能使阴茎增粗、变硬。

肛提肌、阴道等的相应反应有助于生殖过程的顺利进行。扩张的阴道上部作为精子贮存器，有利于受精。而由于球海绵体肌和耻骨直肠肌的收缩，阴茎从阴道退出时可能被挤压，射精后残存在男方尿道的精液会从尿道中进入女方阴道。此外，阴道中下部的缩窄不仅有利于闭合阴道和防止精液向外渗漏，也有利于精子从阴道下部游走到阴道上部。宫颈的下倾有助于接收精子。宫颈口解剖意义上是向着阴道穹隆后部，功能意义上是对着阴道的精液贮存池。

有研究表明，刺激阴蒂头有助于子宫适应生殖过程。刺激阴蒂头通过一系列反射导致宫腔内压力低于阴道上部，这有助于精液被抽吸到宫腔。性行为中各种性刺激引起肛提肌、耻骨直肠肌收缩，导致子宫与宫颈提升、宫腔内压骤降、阴道上部扩张、阴道下部节律性舒缩等反应。这些生理反射的改变，十分有助于生殖过程的进行。

第三节　肛提肌功能障碍

肛提肌是盆底的重要肌肉之一，在膀胱、阴道、直肠和内生殖器官活动中有重要作用。肛提肌功能障碍，可能导致排尿、排便功能障碍和性功能障碍。

正常生理情况下，忍住便意时腹压增高，这部分增高的压力传递到盆底。由于裂孔韧带将腹内脏器牢牢地固定于盆底，即肛提肌裂隙被腹内脏器所封闭，因此，肛提肌裂隙能够经受腹压增加的冲击。即裂孔韧带和膀胱颈、肛管直肠交界处以及阴道穹隆相联系，封闭盆底，从而防止增加的腹压传递到盆底以下的组织结构。腹压在它的生理范围内提高时，这一机制均有效。一旦腹压增高超过最大生理范围，那么这一压力将传递给直肠尾骨间隙、裂孔韧带和肛提肌间隙。直肠尾骨间隙和裂孔韧带均是结缔组织类结构，在强压力作用下将被过分拉伸，甚至半脱位。也就是说，肛提肌板的下移，将导致悬韧带的半脱位。在增加的腹压持续作用下，肛提肌板逐渐下移，甚至几近垂直于水平面，肌肉被压缩逐渐变薄，慢慢萎缩。同时，肛提肌间隙随之下移、增大，继而发生直肠膨出、尿道膨出或者阴道膨出。

一、肛提肌功能障碍综合征

肛提肌功能障碍发展到某一程度，肛提肌板及其相关韧带发生以上变化，从而影响正常排便或排尿功能。忍住便意或憋尿时，下移的肛提肌收缩带动半脱位的韧带，但是不能够使肛管扩张或膀胱颈开放。肛提肌功能障碍综合征患者行肛门指检时，嘱其用力屏气，可以感觉直肠肛管不易扩张，原因就在此。肛提肌板下移，肛提肌间隙加大，间接导致腹压传递到直肠肛管和尿道。用力排便或排尿时，腹压增高，压力通过非常态增宽的肛提肌裂隙传递到直肠肛管和尿道，继而导致排便或排尿障碍。所有肛提肌功能障碍综合征患者，屏气时，检测到肛管内压均偏高。肛提肌功能障碍综合征发展到最后，往往有正常排尿、排便功能的损害。在用力时，直肠肛管和膀胱颈并不会开放，而是呈闭合状态。从实质上说，肛提肌的萎缩及几近垂直的状态，首先引起不恰当的肌肉收缩，影响直肠肛管和膀胱颈的开放，加之腹压的过度增高通过肛提肌裂隙传递到直肠肛管和尿道，最后引起排便、排尿障碍。

（一）导致肛提肌功能障碍的因素

长期排便或排尿的高负荷、第二产程过长等，均会扰乱盆底肌的功能，并最终导致肛提肌功能障碍综合征。高负荷首先作用于肌肉层，随后到达控制排便、排尿的整个盆底。有观点认为长期的压力是盆底功能障碍综合征发展过程中的首要因素。

个体对压力的敏感度取决于其肌肉韧带和尾骨、骶骨之间的缝隙。与盆底肌交叉模型一样，韧带的重叠和分离会阻碍生殖裂孔的扩张程度，其完整扩张对正常生理情况下的排泄是必需的。故而需要施加额外压力才能达到生殖裂孔完全扩张。然而这种情况似乎加固了盆腔韧带结构与盆壁的连接，所以尽管有额外压力作用，子宫也不易发生下垂。

导致长期压力增高的其他可能因素也需引起重视，例如职业性紧张、疾病引起的体质衰弱和年龄衰老导致的肌肉退变，或肥胖使脏器高负荷而导致腹压增加等。

（二）治疗原则

肛提肌功能障碍综合征的治疗主要是提高肛提肌的功能，应该去除所有能使其承受压力增加的因素，如避免排泄时的过高压力。尽管肛提肌的功能锻炼和电刺激能够提高肌张力，但这些效果只是暂时性的。

二、肛提肌失调综合征

肛提肌失调综合征多发于 40 岁左右，以女性多见，主要原因是长期便秘导致的盆底肌受损。患者排便次数和体重均正常，体格检查正常，在拉紧和扩张直肠时，肛管处的肌肉松弛而不是收缩。静息状态肛管正常收缩，只是压力有所降低，而直肠压力正常。肛提肌肌电图显示在受压和不受压时，肛提肌收缩波形消失，这种结果说明肛提肌失调，不能使直肠膨胀。肛提肌松弛导致排便时肛管不能扩张，粪便滞留在肛管口，患者不得不用力排便，升高的腹压使直肠肌肉收缩，将粪便推至肛管口。

三、肛提肌矛盾行为综合征

肛提肌矛盾行为综合征女性常见，所有患者抱怨排便用力过多，但排便次数正常；肛提肌不活跃或活跃性减弱，但收缩加强，在肛提肌收缩时肛管压力异常升高。肌电图显示肛提肌休息时活动减弱、自主收缩加强；拉紧时，它显示不活跃或活跃性减弱。对患者检查时，肛提肌的直接刺激均显示正常活动状态，肛门括约肌附近的肌电图也是正常的。检查结果反映肛提肌功能是相互矛盾的。正常情况下，肛提肌在排便时松开肛管。肛提肌矛盾行为使肛管在排便时不能承载这种压力。这种肛管行为的原因迄今还不清楚，目前有发育理论、肌源理论和神经学理论三种理论加以解释，但至今没有定论。不过，临床上一些患者能通过生物反馈治疗得到改善肛提肌协调性的效果。

四、肛提肌和阴部神经病变

由于长期的排便和排尿困难、第二产程延长或者产钳的应用使腹压增加超过正常的生理限度，最终将导致肛提肌的半脱位和下垂。后者低于正常水平位置，使阴部神经受到拉伸，从而影响了从坐骨棘延伸到肛提肌神经的功能。持续的拉伸神经导致神经失用症或轴索断裂。被滞留在阴道里的神经持续地伸展，阴部神经可能发生水肿与后续的阴道压缩，导致神经缺血，从而增加损伤，最后引起"神经病变"的发生。

阴部神经病变从不同程度上影响了其神经分支。神经病变可能主要涉及三个分支中的一支，另外两支受到的影响较小，这可从感觉与运动功能受到不同的影响得到证实。这些患者的临床表现主要是便失禁和压力性尿失禁，另外还可以出现以骨盆或者会阴痛或以外阴痛、直肠痛为主要表现形式的疼痛症状。

在治疗阴道综合征时，阴部神经减压是有效的，通过阴道筋膜切开术减轻对于神经的卡压，让其在坐骨直肠窝内放松，保证其在肛提肌下垂和收缩时不会被拉伸，大部分病例的直肠、外阴和会阴痛得以治疗。便失禁、尿失禁和阴部神经感觉和运动的损伤也得到改善，表现为会阴感觉、肛门反射、尿道括约肌和肛门括约肌的肌电图活动和阴部神经潜伏期的改善。阴部神经减压术治疗失败可能是由错误的诊断、不完全的阴道减压和不可逆的神经损害等综合因素所导致。

肛提肌半脱位及松弛与阴部神经病变有关，可能导致便失禁。研究结果表明，阴部神经病变表现为肛周以下部位麻木，肛门外括约肌和肛提肌的肌电图活动减弱，阴部神经潜伏期延长，肛门压力降低。Bautrant 等对由于阴道综合征而便失禁的 11 例患者行阴道减压术，其中 7 例合并压力性尿失禁，术后随访（7±10）年，结果显示 8 例患者的便失禁和尿失禁治愈。

有 43% ～ 66% 的患者伴随完全的直肠脱垂，其便失禁的原因还不清楚。研究人员提出了很多假设理论，但是目前还是无法有令人完全满意的解释。Bloemendaal 等研究了伴随着完全的直肠脱垂的便失禁患者，其中阴道减压改善了便失禁程度，由此推测阴道中的阴部神经损害导致了阴道综合征。

由于先天遗传或家族性等原因，长期的站立姿势使盆底肌的支撑功能减弱，盆底肌的感受器也较少，因此盆底肌损伤代偿功能也较差。阴道分娩这一女性常见活动会引起盆底和横纹状括约肌结构性改变，从而干扰正常活动模式。

总之，盆底肌和括约肌出现年龄相关性改变从而引起功能的逐步丧失。盆底肌本身是接受感觉、运动系统等多个神经系统整合控制的，其神经调控紊乱、肌疲劳、分娩损伤和衰老等均会引起部分功能丧失，即出现下尿道、肛肠和性功能紊乱等症状。盆底低频生物电刺激结合盆底肌肉生物反馈康复训练是目前有效的预防和治疗措施。

参考文献

1. Wood LN, Anger JT. Urinary incontinence in women[J]. BMJ, 2014, 349: g4531.

2. Haylen BT, Maher CF, Barber MD, et al. An International Urogynecological Association（IUGA）/International Continence Society（ICS）joint report on the terminology for female pelvic organ prolapse（POP）[J]. Neurourol Urodyn, 2016, 35（2）：137−168.

3. Florian-Rodriguez ME, Hare A, Chin K, et al. Inferior gluteal and other nerves associated with sacrospinous ligament: a cadaver study[J]. Am J Obstet Gynecol, 2016, S0002−9378（16）30368−30374.

4. Tsukada Y, Ito M, Watanabe K, et al. Topographic anatomy of the anal sphincter complex and levator ani muscle as it relates to intersphincteric resection for very low rectal disease[J]. Dis Colon Rectum, 2016, 59（5）：426−433.

5. Thibault-Gagnon S, Morin M. Active and passive components of pelvic floor muscle tone in women with provoked vestibulodynia: a perspective based on a review of the literature[J]. J Sex Med, 2015, 12（11）：2178−2189.

6. Wu Y, Dabhoiwala NF, Hagoort J, et al. 3D topography of the young adult anal sphincter complex reconstructed from undeformed serial anatomical sections[J]. PLoS One, 2015, 10（8）：e0132226.

7. Bronselaer G, Callens N, De Sutter P, et al. Self-assessment of genital anatomy and sexual function within a Belgian, Dutch-speaking female population: a validation study[J]. J Sex Med, 2013, 10（12）：3006−3018.

8. Chermansky CJ, Moalli PA. Role of pelvic floor in lower urinary tract function[J]. Auton Neurosci, 2015, S1566−0702（15）30005−30009.

9. Hinata N, Murakami G. The urethral rhabdosphincter, levator ani muscle, and perineal membrane: a review[J]. Biomed Res Int, 2014, 2014: 906921.

10. Kinugasa Y, Arakawa T, Abe H, et al. Female longitudinal anal muscles or conjoint longitudinal coats extend into the subcutaneous tissue along the vaginal vestibule: a histological study using human fetuses[J]. Yonsei Med J, 2013, 54 (3): 778−784.

11. Majida M, Brækken IH, Bø K, et al. Levator hiatus dimensions and pelvic floor function in women with and without major defects of the pubovisceral muscle[J]. Int Urogynecol J, 2012, 23 (6): 707−714.

12. Gregory WT, Nardos R, Worstell T, et al. Measuring the levator hiatus with axial MRI sequences: adjusting the angle of acquisition[J]. Neurourol Urodyn, 2011, 30 (1): 113−116.

13. Bautrant E, de Bisschop E, Vaini-Elies V, et al. Modern algorithm for treating pudendal neuralgia: 212 cases and 104 decompressions[J]. J Gynecol Obstet Biol Reprod (Paris) , 2003, 32 (8 Pt 1): 705−712.

14. Bloemendaal AL, Buchs NC, Prapasrivorakul S, et al. High-grade internal rectal prolapse: Does it explain so-called "idiopathic" faecal incontinence[J]. Int J Surg, 2016, 25: 118−122.

15. Lipschuetz M, Valsky DV, Shick-Naveh L, et al. Sonographic finding of postpartum levator ani muscle injury correlates with pelvic floor clinical examination[J]. Ultrasound Obstet Gynecol, 2014, 44 (6): 700−703.

16. Majida M, Brækken IH, Bø K, et al. Levator hiatus dimensions and pelvic floor function in women with and without major defects of the pubovisceral muscle[J]. Int Urogynecol J, 2012, 23 (6): 707−714.

17. Kuo TL, Ng LG, Chapple CR. Pelvic floor spasm as a cause of voiding dysfunction[J]. Curr Opin Urol, 2015, 25 (4): 311−316.

18. Lekskulchai O, Wanichsetakul P. Effect of pelvic floor muscle training (PFMT) during pregnancy on bladder neck descend and delivery[J]. J Med Assoc Thai, 2014, 97 Suppl 8: S156−163.

19. Bernardes BT, Resende AP, Stüpp L, et al. Efficacy of pelvic floor muscle training and hypopressive exercises for treating pelvic organ prolapse in women: randomized controlled trial[J]. Sao Paulo Med J, 2012, 130 (1): 5−9.

第四章

正常的盆底超声影像图谱

　　盆底是解剖和功能复杂的系统，其各个组成部分的相互协调作用共同维持盆底的支持和生理功能。一旦这种平衡遭到破坏，就会引发病理生理性改变，导致相关疾病的发生，严重影响妇女的身心健康。传统的盆底解剖知识均来自于尸体解剖，无法进行盆底形态学与功能学相互作用机制的研究。随着盆底影像学技术的快速发展促进了盆底功能学的进步。影像学诊断技术让我们更精确、深刻地理解盆底解剖和功能的生物物理学变化，为外科医生评估疾病提供了重要的解剖和功能信息。在三维/四维容积超声技术应用于盆底检查之前，X线检查作为传统的影像学检查技术，在盆底疾病的诊断中起着重要作用。它主要包括不同状态X线膀胱尿道显像、膀胱尿道造影术、排粪造影等检查方法，通过将对比剂填充到盆底器官的管腔内进行显像来观察排泄功能的改变，进而对各脏器形态、运动及功能的异常做出诊断。但是，X线检查存在放射性、检查时间长等问题，另外，它也无法对吊带、补片等盆底植入材料进行显影，也就无法进行术后疗效评估，这些不足限制了其应用。核磁共振成像（Magnetic Resonance Imaging，MRI），其良好的空间分辨力和对比分辨力，是显示盆底病变的良好方法，可以对盆底进行多平面成像，清晰地显示盆底的解剖结构和功能。但是，MRI仅对静息状态下的解剖结构显示良好，动态观察效果欠佳，而且无法实时发现患者配合Valsalva动作是否到位。此外，检查费用较昂贵、检查所需时间较长、体内放有金属埋植器的患者不能使用等不足，也在一定程度上限制了MRI在盆底疾病中的应用。因此，目前临床上MRI常常作为二线检查方法应用。

　　随着盆底超声技术的进步，超声技术在盆底功能障碍性疾病诊断中的作用日益重要，尤其是三维/四维容积超声技术的发展及应用为临床医生深入了解盆底病变提供了新思路，也为盆底解剖结构成像提供了更为直观的方法。三维/

四维超声技术可以弥补以往二维超声检查空间分辨率低，且仅能从矢状面和部分位置冠状面观察的缺陷，它可以从冠状面、矢状面和横断面等多个平面随意显示盆底各组肌肉的形态学变化，也可以显示肛提肌裂孔平面、前后径和横径，获得与 MRI 图像类似的效果及分辨率。同时，超声还可以实时、动态、无创地观察评估盆底解剖结构和功能的变化，通过三维/四维超声的实时重建功能及强大的图像后期处理功能，获得盆底完整的声像图，直观地显示盆底各脏器的空间关系并明确诊断，可以为临床医生制订合理的治疗方案提供大量的数据。此外，盆底超声技术也可以用于盆底修补术后的疗效评估。这些优势使得盆底超声逐渐成为盆底功能障碍性疾病检查中首选的影像学检查方法。

虽然超声技术在盆底检查方面相比 X 线和 MRI 技术，拥有其独特的优势，但是盆底超声其有别于 MRI 的成像方式，加之检查者对于盆底结构解剖和功能学解剖知识的生疏，都增加了盆底超声识图难度，不利于临床工作的开展。本章主要介绍正常盆底解剖结构的超声表现，帮助盆底超声操作人员明晰相关知识，保证在盆底超声检查和诊断的过程中标准的统一性。

第一节　正常盆底二维超声图谱

盆底二维超声检查包括经会阴和经阴道两个途径。当受检者采取仰卧位时，超声可以显示膀胱颈、尿道、直肠、肛管和肛门括约肌等器官和组织。在检查过程中，让受检者做 Valsalva 动作及收缩肛门动作，观察受检者盆底解剖结构和功能的变化。

一、所需设备、操作方法及相关准备工作

下图为经会阴盆底二维超声所需设备，目前的超声设备的性能完全可以满足图像质量的要求。我们采用 3.5 ～ 7 MHz 用于腹部和产科的凸阵探头以及阴式探头完全适用于盆底二维超声检查（图 4-1）。

为了获得清晰的盆底正中矢状位切面图像，检查前要求受检者排空粪便，膀胱需要适当充盈至有尿意感（100 ～ 150 ml），太多的尿液会导致评估结果不准确及受检者进行 Valsalva 动作时会担心漏尿而不能充分完成动作。采取

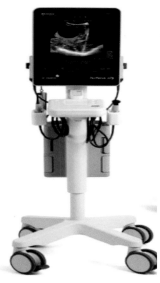 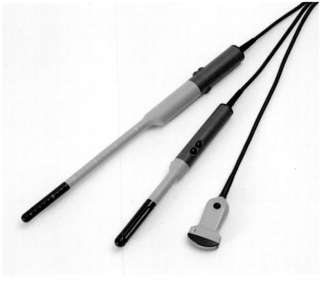

图 4-1　盆底超声检查所需设备

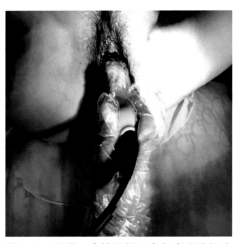

图 4-2　采用一次性塑料手套包裹凸阵探头
　　　　进行会阴超声检查

半卧位结合膀胱截石位，大腿尽量向头侧屈曲和外展。对于不能采用膀胱截石位，无法完成 Valsalva 动作的受检者也可以采用站立位。探头表面均匀涂抹无菌耦合剂，外罩不含粉末的一次性塑料手套或者保鲜膜，探头套外层表面需再次涂抹足量无菌耦合剂（图 4-2）。为了便于观察图像，正中矢状位按照正常的解剖方位采集图像（图 4-3）。

二、盆腔的超声观察图像和测量指标

（一）标准的盆底超声图像

标准的盆底正中矢状位切面图像应该包括：位于前方的耻骨联合、耻骨后间隙、膀胱、尿道、子宫（如果脱垂则更清晰）、阴道、直肠（直肠壶腹部）、肛管和耻骨直肠肌等（图4-3）。

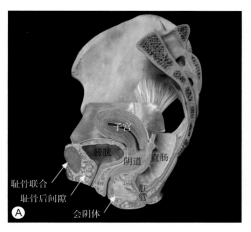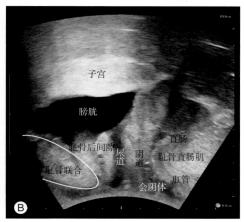

图4-3　盆腔正中矢状位示意图（A），二维超声正中矢状切面图像（B）

（二）前盆腔超声观察图像和测量指标

1. **膀胱颈位置（BND）**　以耻骨联合前下缘的水平线为参考线，测量膀胱颈与耻骨联合前下缘之间的垂直距离（图4-4中的1）。

2. **膀胱底位置（BSD）**　以耻骨联合前下缘的水平线为参考线，测量膀胱底最低点与该参考线之间的距离（图4-4中的2）。

3. **耻骨后间隙面积和径线**　测定耻骨联合后与尿道之间的耻骨后间隙的面积和前后、上下径线（图4-5）。

4. **尿道长度**　从膀胱颈水平到耻骨联合前下缘连线水平之间的距离代表尿道长度（图4-5）。在经会阴的超声影像中，尿道呈现为低回声区（图4-5），其影像的成像原因曾经令人不解。经过多年的研究发现其低回声的图像很大程度上取决于入射波束与黏膜和平滑肌层的走向。无论有没有明显的尿道旋转，该表象都很明显，

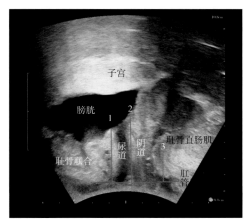

图4-4　膀胱颈、膀胱底和直肠壶腹与耻骨水平连线距离测定

1.膀胱颈距离；2.膀胱底距离；3.直肠壶腹部距离

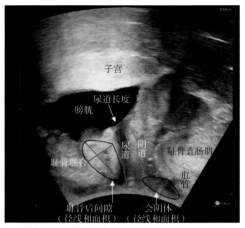

图 4-5　耻骨后间隙、会阴体及尿道长度测量

因为尿道方向相对于入射波束更加垂直，使得周围结构更接近于等回声而显影不明显。

5. **尿道倾斜角**　指近段尿道与人体纵轴线所形成夹角的差值。正常值小于 30°（图 4-6）。

6. **膀胱尿道后角**　指膀胱后壁（三角区）与近端尿道之间的夹角，正常值为 90°～110°（图 4-7）。

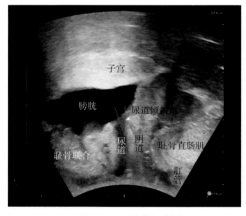

图 4-6　尿道倾斜角

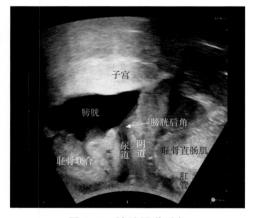

图 4-7　膀胱尿道后角

7. **尿道内口漏斗形成**　指静息状态和 Valsalva 动作后尿道内口是否开放呈"漏斗"样改变（图 4-8）。

8. **尿道钙化点**　在尿道内可见强回声光点（图 4-9）。

9. **膀胱残余尿量**　观察排尿后膀胱内是否有残余尿液（图 4-10）。两种计算公式：①将膀胱互相垂直的两个最大径线，即上下径（a）和前后径（b）的测量值（单位：cm）相乘，再乘以系数 5.6，所得数值为残余尿量毫升数。残余尿量 =a×b×5.6。适用于经腹部超声测量方法。②将膀胱互相垂直的两个最大径线，即上下径（a）和前后径（b）的测量值（单位：cm）相乘，再乘以系

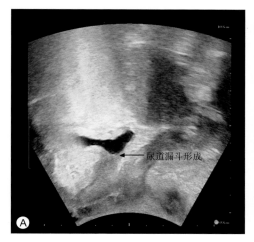
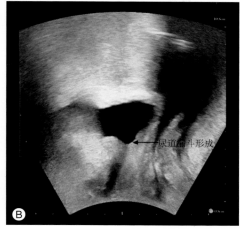

图 4-8　尿道漏斗形成

A. 静息状态，B. Valsalva 状态

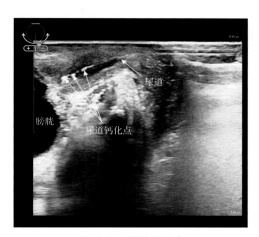
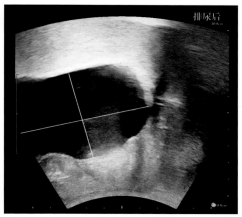

图 4-9　尿道钙化点　　　　　　　图 4-10　残余尿测定

数 5.9，减去 14.9，所得数值为残余尿量毫升数。残余尿量 =a×b×5.9-14.9。适用于经阴道超声测量方法。

10. 逼尿肌厚度　由于膀胱内尿液充盈超过 150 ml 会影响逼尿肌的测定，所以测定前要求受检者适当排空膀胱，膀胱尿量在 50 ～ 100 ml 显像最佳。要求保持超声声束垂直于膀胱黏膜，首先通过尿道和膀胱颈确定近膀胱中线的部位，从膀胱壁的内缘到外缘分别测定膀胱穹顶三个点，取其平均值，正常值一般小于 5 mm（图 4-11）。

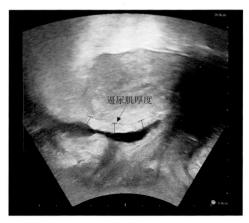

图 4-11　逼尿肌厚度测定

（三）中后盆腔超声观察图像和测量指标

1. **生殖道裂孔前后径**　从耻骨联合最下缘顶端到肛管近端与直肠下端后部的耻骨直肠肌压迹中点的距离（图4-12）。

2. **直肠壶腹部位置**　以耻骨联合前下缘的水平线为参考线，测量直肠壶腹部最低点与该参考线之间的距离（图4-4 中的 3）。临床上以此数值评价会阴体移动度。

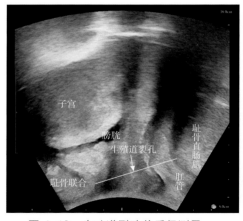

图 4-12　生殖道裂孔前后径测量

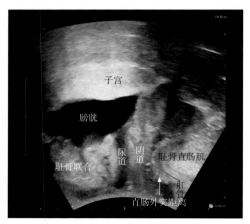

图 4-13　直肠膨出距离测量

3. **直肠膨出距离**　在正中矢状切面沿肛门内括约肌平行向头侧引一条延长线，测量其与直肠前壁外侧缘之间的垂直距离即直肠膨出距离（图4-13）。

4. **肛管直肠角和会阴体**　肛管直肠角简称肛直角，为直肠后壁向直肠末端走行的直线与肛管正中轴线的交点。在静息状态下，肛直角维持在 90°～110°，以确保对大便的控制（图4-14）。会阴体状况常以测量前后径、上下径及面积作为评估指标（图4-5）。

5. **肛门括约肌**　在横断面，内括约肌图像为直肠壁肌层的延伸，为均匀的低回声环。外括约肌表现为不均匀的回声环，其平均厚度为 4.7 mm（3.5～6.1 mm）（图4-15）。

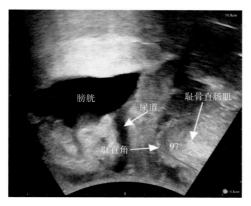

图 4-14　肛直角测量

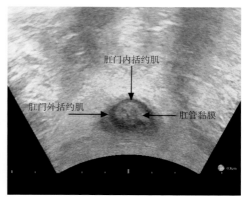

图 4-15　肛门括约肌

第二节　正常盆底三维超声图谱

经会阴二维超声具有设备要求相对低，检查费用低廉，操作简单易掌握等优势，但是它无法像三维超声那样提供丰富的可以反映盆底空间解剖关系的信息。三维超声在评估膀胱和尿道形态、尿道括约肌、肛提肌、盆腔脏器脱垂和肛门括约肌等方面都明显优于二维超声。随着数字信息化的飞速发展，目前的三维超声在采集数据完成后，可即时获取包括矢状切面、横断面、冠状面的图像，甚至任意斜切面的图像。在本章节中，我们将首先简单介绍三维经阴道超声的设备、受检者准备、体位、检查技术与测量方法。重点介绍利用该项技术进行前盆、中盆和后盆检查所获取的正常解剖层次的超声图谱，为应用该项技术提供入门知识。

一、经阴道三维超声技术

（一）检查所需设备

三维超声的基本概念是在跟踪并保存单独的二维图像时，采集二维超声图像数据组（黑白或彩色）。然后，将该数据组重构到可在屏幕上显示并处理的单一三维容积图像内。重构的三维容积可旋转、剖切、渲染或显示在多平面交叉面上。三维图像依靠表面渲染模式（SRM）、多维平面重建（MPR）和容积渲染模式（VRM）等三项基本技术获得了充分的显示。我们目前使用的是

B-K 公司的超声设备（型号：1202；生产商：B-K Medical ApS；生产商地址：Mileparken34，DK-2730Herlev，Denmark）。三维超声探头的型号是8838，它是一个可360°旋转以产生三维图像的线性阵列探头（图 4-16）。

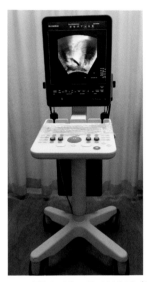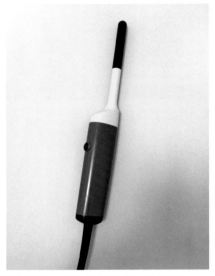

图 4-16　B-K1202 超声机及腔内三维超声探头型号 8838

（二）检查步骤

受检者检查前应排空肠管，并推荐受检者膀胱内留有 100 ml 左右尿液（受检者初次尿意）。取膀胱截石位或者仰卧位，将超声耦合剂挤入无粉末橡胶避孕套内，套在三维探头上，然后置入阴道内，避免压迫周围组织引起盆底解剖结构超声伪像。

二、利用三维探头初步扫查前后盆腔

首先用 8838 探头进行前后盆底结构的二维扫描。前盆腔可以很清晰显示膀胱内壁是否光滑、是否有赘生物。也可以提供尿道内口形态，尿道形态、长度及异常回声，尿道括约肌形态、面积等诸多信息（图 4-17）。

后盆腔可以清晰显示耻骨直肠肌、会阴体、直肠形态、直肠阴道间隔、肛门括约肌等图像（图 4-18）。

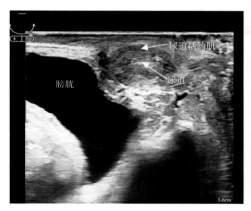

图 4-17　三维阴道探头采集的前盆腔图像

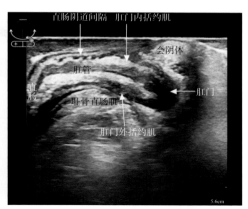

图 4-18　阴道探头采集的后盆腔图像

三、三维探头采集和显示的盆底解剖结构

为了方便大家短时间熟悉和掌握盆底三维超声影像，按照临床工作习惯，从横断切面、矢状切面和冠状切面的顺序分别展示盆底超声解剖结构。希望能有助于超声操作者尽快识别盆底超声影像图，为进一步判读异常图像打下良好的基础。

（一）横切面超声解剖图谱

盆底四平面可视评估系统　2009 年 shobeiri 等建立了盆底肌三维超声可视化的评分体系，该系统将盆底分为三个平面系统：第一平面，以会阴浅横肌作为参考点，该平面包含会阴浅横肌、耻骨会阴肌和耻骨肛管肌；第二平面，包含了耻骨阴道肌、耻骨会阴肌、耻骨肛管肌、耻骨直肠肌和髂骨尾骨肌；第三平面，包含了耻骨下支的组成部分，即髂骨尾骨肌向坐骨棘延伸。但是目前盆底超声专业普遍应用 2010 年 Giulio 等确立的超声四平面盆底评估系统。临床实际使用该系统的过程中发现，原评估系统中自上（头侧）而下（尾侧）的平面分层方法，不如自下而上分层的方式更加符合临床应用和方便学术交流。改良后的四平面可视评估系统具体如下（图 4-19）：

（1）Ⅰ平面：在这个平面，可评估前盆的会阴部肌肉、会阴体、尿道远端和肛管的中下 1/3。会阴浅横肌是第一个可清晰显示的肌肉，其表现为阴道与肛门之间一条水平方向的强回声条带。球海绵体肌表现为围绕阴道壁的椭圆形低回声区，从耻骨联合至会阴体。为了能够清楚显示这些结构，选择由前侧耻骨联合向两侧坐骨结节重建的平面，将有助于清晰显示这些肌肉等（图 4-19，图 4-20）。

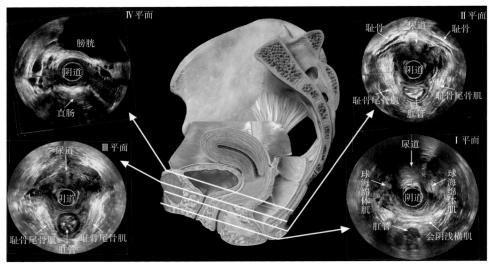

图 4-19　阴道三维超声的四个标准评估平面

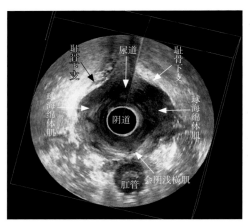

图 4-20　经阴道三维超声矢状面
图像超声图谱

（2）Ⅱ平面：可见尿道中段及肛管的上 1/3。这个平面标志性解剖点为 12 点位可以见到耻骨联合及两个耻骨下支。在这个平面上，我们可以获得肛提肌裂孔面积、前后径和横径，阴道旁间隙，肛提肌（耻骨尾骨肌）面积和直径，是否存在肛提肌撕裂或断裂，盆底器官对称性等指标。

由于耻骨尾骨肌的肌纤维是斜行的，在任何一个截面都不能看到完整的肌环，所以我们采用与耻骨尾骨肌平行的切面，即从前侧的耻骨下支向后侧的肛管两侧的耻骨尾骨肌的最低边缘倾斜（图 4-21）。

在同一倾斜的平面，可测量肛提肌裂孔的面积即两侧耻骨尾骨肌与耻骨连接点处内侧缘的面积（图 4-22）。肛提肌裂孔前后径为耻骨下支的下缘和耻骨尾骨肌的内侧缘的距离（图4-22）。肛提肌横向径为两侧耻骨尾骨肌与耻骨连接点处内侧缘的距离（图4-22）。

　　肛提肌面积和直径：沿着耻骨尾骨肌走行方向测定其两侧呈现"U"字形结构的面积；同时可以测定肛提肌的3点、6点和9点位置的直径，计算3个点的平均值（图4-23）。

　　阴道旁间隙为阴道壁的外侧缘和耻骨尾骨肌的内侧缘之间的面积（图4-24）。

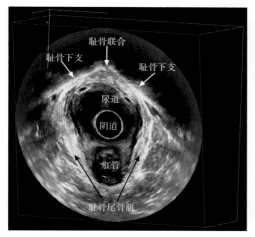

图4-21　Ⅱ平面正确的切面图

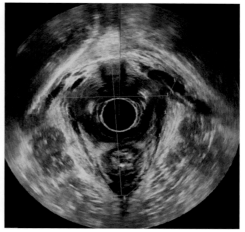

图4-22　肛提肌裂孔面积和前后径、
横径测定

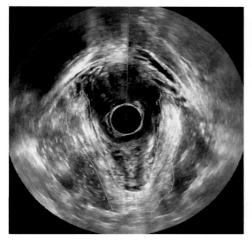

图4-23　肛提肌面积及直径测定

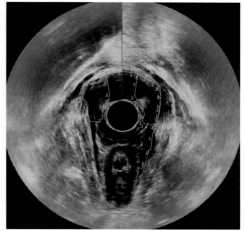

图4-24　阴道旁间隙测定

盆底器官位置对称性：可以观察两侧阴道旁间隙是否对称；同时以耻骨联合与耻骨尾骨肌中点连线为正中轴线，分别测量尿道、阴道和肛管中心点与轴线偏离的距离（图4-25）。

（3）Ⅲ平面：可见膀胱颈及尿道结构，同时可以显示直肠肛管连接处（图4-26）。

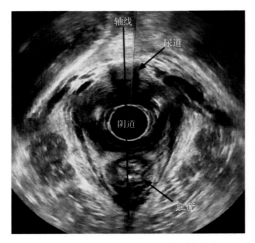

图4-25　盆底器官位置对称性测定

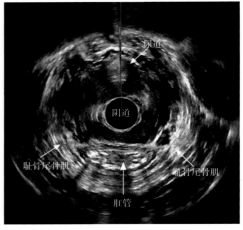

图4-26　Ⅲ平面超声图像

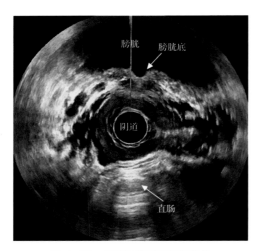

图4-27　盆底Ⅳ平面超声图像

（4）Ⅳ平面：12点最高位置可以看到膀胱底部，6点位可以看到直肠的下1/3（图4-27）。

（二）矢状切面超声解剖图谱

矢状切面首先可以对耻骨直肠肌、髂尾肌、耻骨尾骨肌（包括耻骨阴道肌、耻骨肛管肌和耻骨会阴肌）进行清晰的显示（图4-28），更加精细的解剖结构将在后续的第五章中进行详细的描述；其次还可以显示膀胱、尿道、阴道和肠管，分别可以进行膀胱后角、尿道长度、耻骨后间隙面积和径线（图 4-29）、肛直角、尿道括约肌及会阴体面积和径线的测定（图 4-30）；此外还可以观察肛门括约肌及阴道直肠间隔完整性。

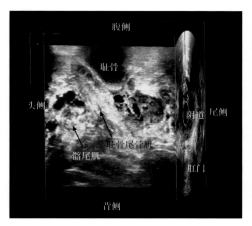

图 4-28　经阴道三维超声矢状切面显示部分肛提肌

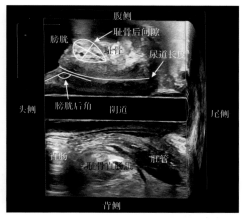

图 4-29　经阴道三维超声矢状切面测定膀胱后角、尿道长度和耻骨后间隙面积、径线

（三）冠状切面超声解剖图谱

经阴道三维超声的横断面和矢状切面可以观察盆底结构的改变及进行功能的评估。而冠状面所获得的图像更适用于评价盆底结构尤其是空间结构的改变。冠状面的图像由腹侧向背侧逐层可以显示闭孔、耻骨联合、耻骨弓角和膀胱（图 4-31），继续可以显示的位于耻骨联合正后方呈现中低回声的尿道，以及起自耻骨内侧面向背侧方向延续强回声的耻骨尾骨肌（图 4-32）、阴道、初步显示耻骨直肠肌及髂尾肌（图 4-33）、直肠、肛管、耻骨肛管肌（图 4-34）和肛门外括约肌（图 4-35）等结构。冠状切面主要可以显示耻骨尾骨肌（包含耻骨阴道肌、

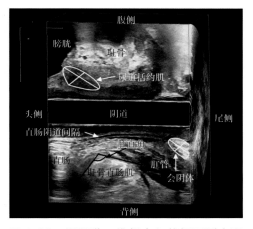

图 4-30　经阴道三维超声矢状切面测定肛直角、尿道括约肌和会阴体的面积、径线

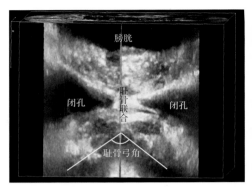

图 4-31　经阴道三维超声冠状切面显示耻骨
联合、闭孔等结构

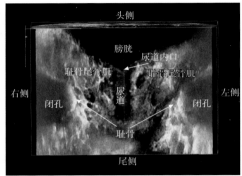

图 4-32　经阴道三维超声冠状切面
显示尿道、尿道内口和耻骨尾骨肌

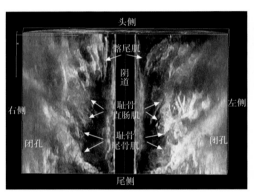

图 4-33　经阴道三维超声冠状切面
显示阴道、耻骨直肠肌和髂尾肌

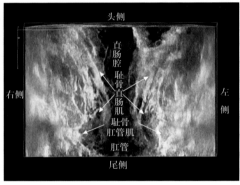

图 4-34　经阴道三维超声冠状切面
显示直肠腔、肛管和耻骨肛管肌

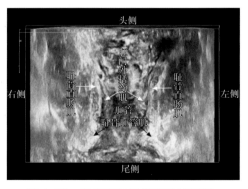

图 4-35　经阴道三维超声冠状切面
显示肛门外括约肌

耻骨会阴肌、耻骨肛管肌）、耻骨直肠肌、髂尾肌、肛门外括约肌形态的完整性和器官的对称性。肛提肌的精细解剖及测量将在后面的章节进行详细描述。

参考文献

1. Dietz HP. The evolution of ultrasound in urogynecology[J]. Ultrasound Obstet Gynecol, 2010, 36（6）：655−657.

2. Votten KJ, Kluivers KB, Fütterer JJ, et al. Translabial three-dimensional ultrasonography compared with magnetic resonance imaging in detecting levator ani defects[J]. Obstet Gynecol, 2014, 124（6）：1190−1197.

3. Albuquerque A, Pereira E. Current applications of transperineal ultrasound in gastroenterology[J]. World J Radiol, 2016, 8（4）：370−377.

4. Lalwani N, Moshiri M, Lee JH, et al. Magnetic resonance imaging of pelvic floor dysfunction[J]. Radiol Clin North Am, 2013, 51（6）：1127−1139.

5. Jackisch T, Witzigmann H, Stelzner S. Anorectal diagnostics for proctological diseases[J]. Chirurg, 2012, 83（12）：1023−1032.

6. Soljanik I, Brocker K, Solyanik O, et al. Imaging for urinary incontinence[J]. Urologe A, 2015, 54（7）：963−971.

7. Lammers K, Fütterer JJ, Prokop M, et al. Diagnosing pubovisceral avulsions: a systematic review of the clinical relevance of a prevalent anatomical defect[J]. Int Urogynecol J, 2012, 23（12）：1653−1664.

8. Derpapas A, Digesu GA, Fernando R, et al. Imaging in urogynaecology[J]. Int Urogynecol J, 2011, 22（11）：1345−1356.

9. Armstrong L, Fleischer A, Andreotti R. Three-dimensional volumetric sonography in gynecology: an overview of clinical applications[J]. Radiol Clin North Am, 2013, 51（6）：1035−1047.

10. Hainsworth AJ, Solanki D, Schizas AM, et al. Total pelvic floor ultrasound for pelvic floor defaecatory dysfunction: a pictorial review[J]. Br J Radiol, 2015, 88（1055）：20150494.

11. Shobeiri SA, Leclaire E, Nihira MA, et al. Appearance of the levator ani muscle subdivisions in endovaginal three-dimensional ultrasonography[J]. Obstet Gynecol, 2009, 114 (1): 66-72.

12. Giulio A Santoro, Andrzej P Wieczorek, Clive I Barrtram. Pelvic Floor Disorders Imaging and Multidisciplinary Approach to Management[M]. Italia: Springer, 2010: 7-14.

第五章 / 经阴道盆底三维超声的肛提肌
精细解剖图谱

肛提肌和尾骨肌是组成盆膈的主要部分。肛提肌是宽大的肌肉垫与筋膜一同形成真性肌肉盆底，为盆内器官提供了最重要的支持作用。肛提肌组由耻骨直肠肌、耻骨尾骨肌（耻骨内脏肌）和髂尾肌组成。2008 年 Shobeiri 等规范了肛提肌划分的国际标准，按照国际标准术语将肛提肌中的耻骨尾骨肌按照其解剖走行、汇入的器官和生理功能细分为耻骨阴道肌、耻骨肛管肌和耻骨会阴肌（表 5–1）。

表 5-1　肛提肌划分的国际标准名称

名称		起源	汇入
耻骨直肠肌（PRM）		耻骨	直肠后形成条索
耻骨尾骨肌（耻骨内脏肌）	耻骨会阴肌（PPM）	耻骨	会阴体
	耻骨阴道肌（PVM）	耻骨	尿道中段水平的阴道壁
	耻骨肛管肌（PAM）	耻骨	肛门内外括约肌之间的括约肌间沟，终止于肛门皮肤
髂尾肌（ICM）		肛提肌腱弓和坐骨棘平面	尾骨侧缘及肛尾韧带

有观点认为肛提肌的精细分类没有意义，而我们在临床实践中发现，肛提肌的精细分类及具体损伤部位、程度对于临床诊断和治疗都有指导意义。盆底的解剖结构对于大部分的妇产科医生是复杂和难以理解的，手术医生对于受检者处于膀胱截石位的盆底解剖结构务必要形成清晰的三维解剖图像，否则将无法安全、顺利地完成手术。而盆底三维超声尤其是肛提肌的精细解剖，将为临

床医生提供真实的和动态的解剖图像，有助于妇产科医生尤其是盆底专业医生尽快掌握盆底解剖知识。

通过三维超声将肛提肌进行精细解剖有着重要的临床应用价值。例如我们对膀胱膨出患者实施传统的盆底修补术，术前明确肛提肌缺损部位发生在哪一侧的盆筋膜腱弓，确定损伤具体部位、范围和程度，并据此制订治疗方案，术中进行精准的缺损修补，可以提高治疗效果，避免不必要的损伤。如未能采用盆底三维超声的检查，按照常规的手术方式采用膀胱正中切口，常规行膀胱筋膜缝合术，将扩大已经位于一侧的缺损口，导致术后修补效果不理想，这也是传统修补术复发率高的重要原因之一。再比如，对于盆底功能障碍的患者采用盆底低频生物电技术进行康复治疗，如果是一侧耻骨直肠肌已经发生部分撕裂导致的盆底功能障碍，若按照传统的治疗方式同时对双侧耻骨直肠肌进行电刺激，会导致没有发生撕裂的一侧肌力得到增强，而发生断裂的一侧肌力无法得到同步加强，将导致盆底生物力学失衡加重，无法取得满意的治疗效果。如果治疗前已经明确上述情况，则可以采取分步治疗的策略，科学、合理地安排两侧肌肉的康复方案，最大限度地恢复盆底肌肉生物力学的平衡，从而完成盆底功能的康复。所以肛提肌的精细分类不仅有助于我们了解肛提肌的生理功能，也将有助于制订优良的治疗方案，取得满意的治疗效果。

第一节　肛提肌超声横断面精细解剖图谱

2009 年 shobeiri 等又根据未分娩女性的盆底三维超声检查结果建立一个盆底肌可视化的评分体系。该系统中首先确定肛提肌是由耻骨直肠肌、耻骨尾骨肌（包括耻骨阴道肌、耻骨会阴肌和耻骨肛管肌）和髂尾肌 3 个部分组成；同时还制订了肛提肌的"三平面"评价系统（图 5-1）。本节就是根据肛提肌"三平面"理论，通过经阴道三维超声横断面技术对肛提肌进行精细解剖。

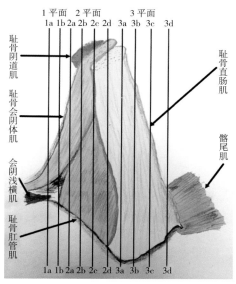

图 5-1　肛提肌三平面评价系统解剖示意图

（一）第一平面

包括 2 个子平面，该平面中主要是耻骨会阴肌进入会阴体参与其组成。会阴浅横肌是该平面的标志点。

1. 1a 平面

会阴浅横肌是第一个可显示的肌肉。它显示为会阴体位置呈现"一"字形的强回声条索状组织（图 5-2）。

2. 1b 平面

该平面主要包含耻骨会阴肌和耻骨肛管肌。耻骨会阴肌位置相对较浅，超声表现为混合性回声，倾斜进入会阴体。而耻骨肛管肌位置较深，进入肛管直肠肌纤维中。耻骨肛管肌位于耻骨会阴肌的侧面，超声呈现三角形低回声区域（图 5-3）。

（二）第二平面

包括 4 个子平面，该平面中包含了耻骨阴道肌、耻骨会阴肌、耻骨肛管肌、耻骨直肠肌和部分髂骨尾骨肌。该平面是肛提肌各组成部分集中的区域。

1. 2a 平面

该平面开始显露肛提肌与耻骨弓相连的影像，可以看到尿道和肛门等结构。

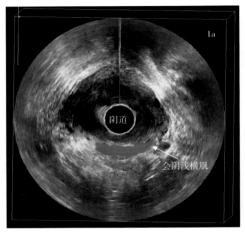

图 5-2　第一平面的 1a 平面超声图谱

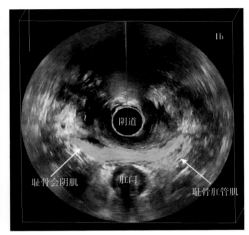

图 5-3　第一平面的 1b 平面超声图谱

耻骨会阴肌和耻骨肛管肌进一步显露（图 5-4）。

2. 2b 平面

该平面首次显露耻骨阴道肌，它是一条长 3 cm 的短小肌束，连于坐骨结节，是形成阴道前壁上皮皱褶的原因。在这一平面中耻骨会阴肌和耻骨肛管肌显露最清晰（图 5-5）。

3. 2c 平面

该平面中耻骨阴道肌得到最大程度的显露，耻骨直肠肌被初次显露，超声

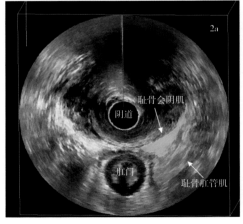

图 5-4　第二平面的 2a 平面超声图谱

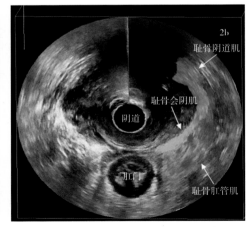

图 5-5　第二平面的 2b 平面超声图谱

发现耻骨直肠肌表现为混合性回声，侧面围绕直肠。耻骨会阴肌和耻骨肛管肌显露的范围逐渐缩小（图 5-6）。

4. 2d 平面

该平面首次显露髂尾肌，耻骨直肠肌被进一步显露。耻骨会阴肌和耻骨肛管肌的显露范围进一步缩小（图 5-7）。

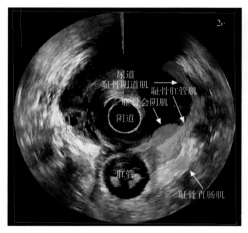

图 5-6　第二平面的 2c 平面超声图谱

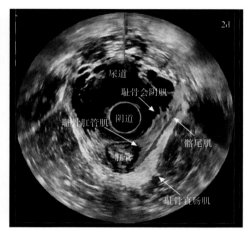

图 5-7　第二平面的 2d 平面超声图谱

（三）第三平面

包括 4 个子平面，该平面主要包含耻骨直肠肌和髂尾肌。

1. 3a 平面

该平面主要包含耻骨直肠肌和部分髂尾肌。耻骨肛管肌和直肠的侧面肌纤维一起形成后侧的纤维弓，融入髂尾肌中，解剖学上称为直肠环。超声显示为稍强回声的束状组织，位于髂尾肌内侧。这个平面中耻骨直肠肌得到最完整的显露，髂尾肌则逐步被放大显露。在平面中还可以看到在会阴体位置呈现 "C"字形的连续混合性回声结构，从侧面进入直肠环，这个结构就是直肠阴道肌纤维（图 5-8）。

2. 3b 平面

该平面主要包含耻骨直肠肌和髂尾肌。耻骨直肠肌和髂尾肌可以清晰显露。直肠环也很容易识别（图 5-9）。

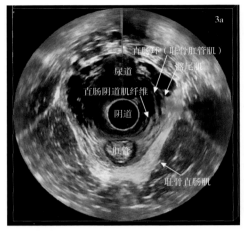

图 5-8　第三平面的 3a 平面超声图谱

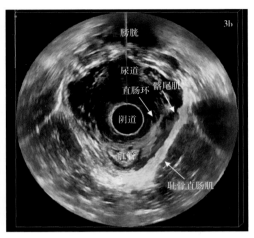

图 5-9　第三平面的 3b 平面超声图谱

3. 3c 平面

该平面是髂尾肌显露最清楚的平面，可以看到髂尾肌、耻骨直肠肌与盆筋膜腱弓相连（图 5-10）。

4. 3d 平面

该平面耻骨直肠肌逐渐消失，髂尾肌依然可以清晰显露（图 5-11）。

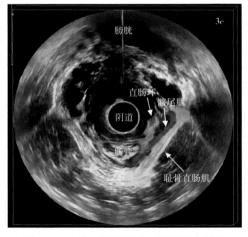

图 5-10　第三平面的 3c 平面超声图谱

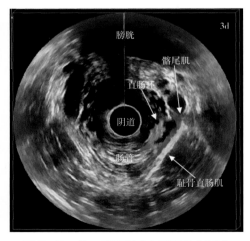

图 5-11　第三平面的 3d 平面超声图谱

第二节 肛提肌超声矢状面精细解剖图谱

耻骨后的区域为肛提肌束。肛提肌是由耻骨直肠肌、耻骨尾骨肌和髂骨尾骨肌 3 个主要部分组成。最新的解剖学术语将位于耻骨后侧的耻骨尾骨肌细分为：耻骨阴道肌、耻骨肛管肌、耻骨会阴肌 3 部分。但是耻骨肛管肌、耻骨阴道肌、耻骨会阴肌很小，它们很难在磁共振的横断面、冠状面和矢状面上表现出来。Shobeiri 等多年研究发现，利用经阴道三维超声可以清晰分辨出这些肌肉。本节就利用经阴道三维超声的矢状面图像讲解肛提肌的精细解剖以及与周边器官的立体关系。为了清晰表述肛提肌起源部位以及走行方向，我们采用从盆底左侧向右侧方向至骨盆正中矢状面的切面顺序。

（一）第一切面

该平面显示肛提肌起点位于耻骨后，紧靠骨盆左侧壁呈"瀑布"状向背侧和尾侧方向延伸（倾泻）过去，超声影像为混合回声。具体可以细分为靠近头侧的髂尾肌、靠近髂尾肌的耻骨阴道肌及耻骨阴道肌尾侧的耻骨尾骨肌（图 5-12）。

（二）第二切面

该平面更进一步显示髂尾肌和耻骨阴道肌位于阴道中上 1/3 的侧方，同时耻骨尾骨肌绕过阴道下 1/3，向直肠方向延伸包绕（图 5-13）。

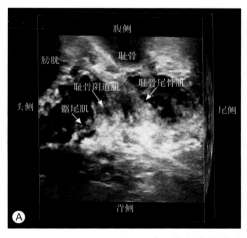 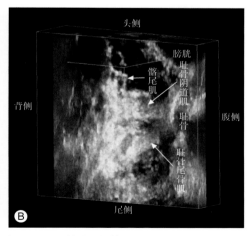

图 5-12　经阴道三维超声矢状（A）和矢－冠状（B）第一切面图像

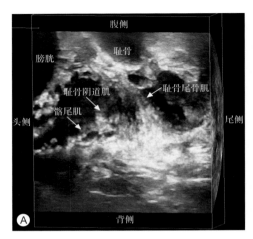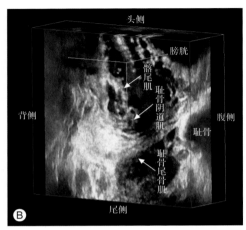

图 5-13　经阴道三维超声矢状（A）和矢 - 冠状（B）第二切面图像

（三）第三切面

该平面髂尾肌仍可显示。耻骨阴道肌逐渐显露不明显。耻骨直肠肌依然清晰可见。这个切面耻骨尾骨肌的精细分类是最清晰的，它向背侧分出耻骨肛管肌，向尾侧分出耻骨会阴肌（图 5-14）。

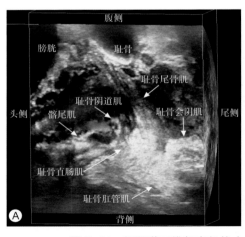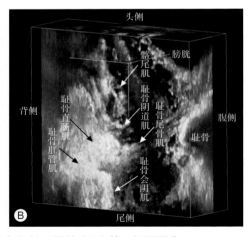

图 5-14　经阴道三维超声矢状（A）和矢 - 冠状（B）第三切面图像

（四）第四切面

随着切面向右侧推移，可以清晰显露出耻骨下支和其下方的闭孔，髂尾肌继续显露。耻骨尾骨肌的全貌显示不清，但其两个分支（耻骨会阴肌和耻骨肛管肌）可以清晰显示，耻骨会阴肌与会阴浅横肌部分融合，组成会阴体（图5-15）。

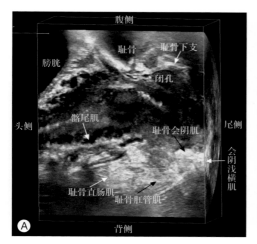

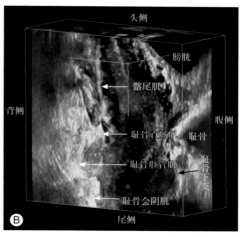

图5-15　经阴道三维超声矢状（A）和矢-冠状（B）第四切面图像

（五）第五切面

该平面上直肠和肛管外侧壁开始显露，耻骨直肠肌与直肠、肛管的解剖关系十分明确，由耻骨直肠肌的作用形成肛直角。耻骨肛管肌显示不清，而耻骨会阴肌显露明显，并成为会阴体的主要组成部分（图5-16）。

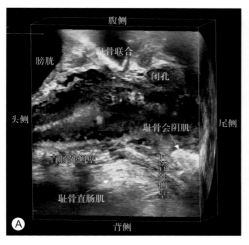

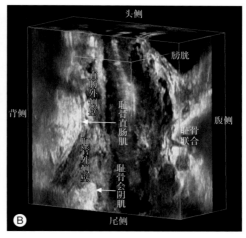

图5-16　经阴道三维超声矢状（A）和矢-冠状（B）第五切面图像

（六）第六切面

该平面耻骨联合结构逐渐清晰。耻骨肛管肌位于肛门内括约肌前侧，而耻骨会阴肌和会阴浅横肌汇集组成的会阴体则是位于耻骨肛管肌前侧的强回声区（图 5-17）。

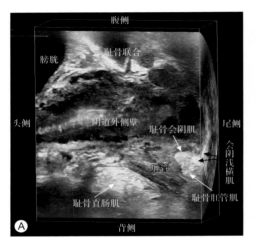 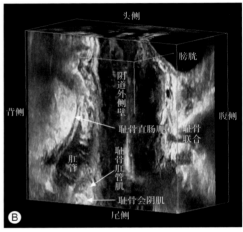

图 5-17　经阴道三维超声矢状（A）和矢 - 冠状（B）第六切面图像

（七）第七切面

该平面接近正中矢状切面，耻骨联合、尿道、阴道、直肠和肛管管腔均清晰可见。直肠阴道间隔表现为阴道外侧缘和直肠壁外侧缘之间的一个高回声、低回声、高回声组成的三层结构。耻骨会阴肌消失，耻骨肛管肌得到清晰的显示。同时自耻骨直肠肌分支形成的肛门外括约肌（混合回声）也清晰可见。该平面也清晰显示了低回声的肛门内括约肌（图 5-18）。

（八）第八切面

该平面为骨盆的正中矢状位切面，膀胱、尿道、尿道括约肌、阴道、直肠、肛管、耻骨直肠肌、耻骨肛管肌和会阴浅横肌都得到最佳显示（图 5-19）。

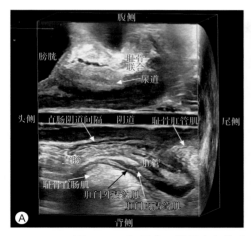
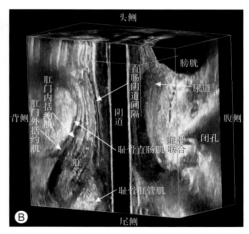

图 5-18　经阴道三维超声矢状（A）和矢 - 冠状（B）第七切面图像

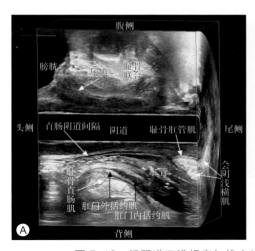
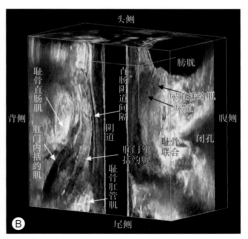

图 5-19　经阴道三维超声矢状（A）和矢 - 冠状（B）第八切面图像

第三节　肛提肌超声冠状面精细解剖图谱

　　盆底是一个功能复杂的系统。常规二维超声提供的信息缺乏全面性，无法展示完整的空间结构关系。盆底结构三维重建的优点是三维图像可以任意旋转、倾斜；可以获得任何切面，获得不同部位的数据，从多个角度观察不同的结构；还可以获得包括冠状位前后向、矢状位左右向图像在内的任何倾斜平面图像的数据。三维超声技术可以帮助我们评价盆底器官、盆底肌肉和骨性盆底结构。

本节从冠状切面观察盆底器官、肛提肌等结构，有助于我们尽快形成盆底结构的三维立体空间感。采用从腹侧向背侧进行切面，通过八个切面形成完整的盆腔冠状面图像，分别介绍如下：

（一）第一切面

可以看到骨盆正面的结构，包括双侧闭孔、耻骨联合、耻骨弓和膀胱（图5-20）。

（二）第二切面

该切面主要可以显露尿道内口、膀胱等器官，同时可以看到从耻骨内面发出，顺着盆壁内侧向下后方行走，超声呈现混合回声的耻骨尾骨肌（图5-21）。

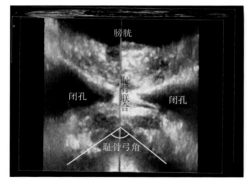
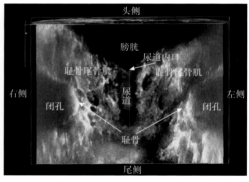

图5-20　经阴道三维超声冠状第一切面图像　　图5-21　经阴道三维超声冠状第二切面图像

（三）第三切面

该平面是越过尿道、显露尿道与阴道前壁之间结构的切面。这个切面进一步显示耻骨尾骨肌的形态和走行方向，耻骨尾骨肌呈片状的混合回声，从骨盆内侧壁向下、向后在阴道两侧占据阴道中下2/3长度。在这个平面上可以初步看到与耻骨尾骨肌相连的耻骨直肠肌及位于阴道顶端两侧且呈混合回声的髂尾肌（图5-22）。

（四）第四切面

该平面是进入阴道腔的切面，可以进一步显露髂尾肌、耻骨直肠肌和耻骨尾骨肌的走行（图5-23）。

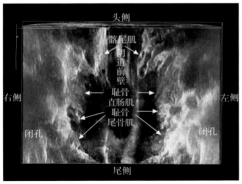

图 5-22　经阴道三维超声冠状第三切面图像

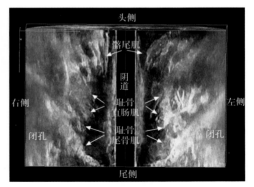

图 5-23　经阴道三维超声冠状
第四切面图像

（五）第五切面

该平面显露阴道直肠间隙切面。图像可以清晰显示阴道是通过两侧的筋膜组织与肛提肌相连，从而支持阴道的解剖位置，而非肛提肌包绕。这个平面可以清晰显露耻骨直肠肌和耻骨肛管肌（图 5-24）。

（六）第六切面

该平面是进入直肠腔的切面，可以清晰地看到耻骨直肠肌包绕直肠，形成解剖学上的肛门直肠角，形态学上表现为直肠腔直径略缩窄，同时还可以显示耻骨肛管肌包绕肛管（图 5-25）。

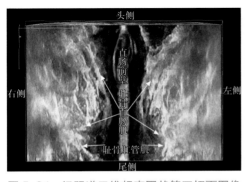

图 5-24　经阴道三维超声冠状第五切面图像

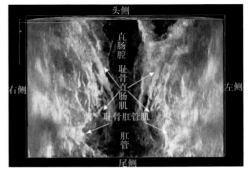

图 5-25　经阴道三维超声冠状第六切面图像

（七）第七切面

该平面是越过肠管进一步显露肛管的切面。图像显示耻骨直肠肌向肛管方向分出肛门外括约肌，分布于肛管两侧。耻骨肛管肌显露更明显（图 5-26）。

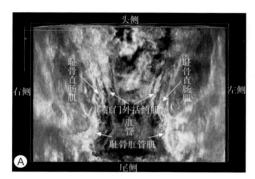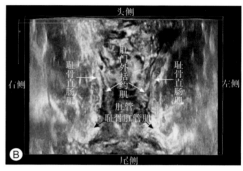

图 5-26　经阴道三维超声冠状第七切面图像

A. 第 1 切面；B . 第 2 切面

（八）第八切面

这个切面进一步突出了肛门外括约肌的走行方向，同时可以显露耻骨肛管肌形成一个完整的环状包绕肛管的图像（图 5-27）。

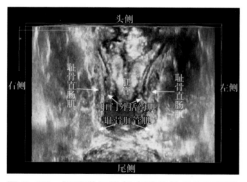

图 5-27　经阴道三维超声冠状第八切面图像

参考文献

1. Shobeiri SA, Chesson RR, Gasser RF. The internal innervation and morphology of the human female levator ani muscle[J]. Am J Obstet Gynecol, 2008, 199（6）：686. e1-6.

2. Hainsworth AJ, Solanki D, Schizas AM, et al. Total pelvic floor ultrasound for pelvic floor defaecatory dysfunction: a pictorial review[J]. Br J Radiol, 2015, 88（1055）：20150494.

3. Armstrong L, Fleischer A, Andreotti R. Three-dimensional volumetric sonography in gynecology: an overview of clinical applications[J]. Radiol Clin North Am, 2013, 51（6）：1035-1047.

4. Lipschuetz M, Valsky DV, Shick-Naveh L, et al. Sonographic finding of postpartum levator ani muscle injury correlates with pelvic floor clinical examination[J]. Ultrasound Obstet Gynecol, 2014, 44（6）：700-703.

5. Shobeiri SA, Leclaire E, Nihira MA, et al. Appearance of the levator ani muscle subdivisions in endovaginal three-dimensional ultrasonography[J]. Obstet Gynecol, 2009, 114（1）：66-72.

6. Lien KC, Mooney B, DeLancey JO, et al. Levator ani muscle stretch induced by simulated vaginal birth[J]. Obstet Gynecol, 2004, 103（1）：31-40.

第六章

经肛管腔正常盆底三维超声图谱

　　按照盆腔"三腔"理论，女性盆底被分为前、中、后三个腔隙。肛管和直肠作为后盆腔中最主要的器官，其解剖结构和功能正常与否直接影响控便等生理活动。目前，肛管直肠区域的解剖结构日益受到关注。肛管由肛门内括约肌、纵肌和肛管外括约肌包绕，肛管外括约肌又分为深部、浅部和皮下部（图6-1）。妇科泌尿医生在接诊便秘、粪失禁患者以及产科医师在接产过程中对于发生产伤的产妇都同样需要明确是否存在耻骨直肠肌、肛门外括约肌和肛门内括约肌的损伤以及损伤的程度等情况。掌握正确的肛管解剖学知识有助于妇科泌尿科和产科医师及时发现具体的损伤部位并进行正确、细致的修补术，达到完整修复肛管解剖结构和完全恢复肛管括约肌功能的目的。经肛管腔内三维超声可以清晰地显示肛管括约肌复合体的解剖结构，并易于发现其缺陷和损伤部位。

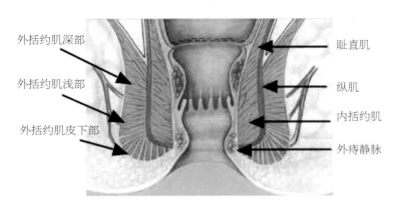

图 6-1　肛管解剖示意图

本章的目的在于探讨经肛管腔内三维超声检查技术的操作方法及影响成像的因素，并通过高分辨率三维重建技术对肛管括约肌复合体进行多切面细致的观察，使相关专业的医生尽快掌握肛管括约肌复合体正常解剖结构的超声影像，为进一步开展影像学检查工作打下基础。

第一节　超声检查技术

一、检查所需设备

编者目前使用的是 B-K 公司的超声设备（型号：1202；生产商：B-K Medical ApS；生产商地址：Mileparken34，DK-2730Herlev，Denmark）和三维超声探头（型号是 8838）与第四章中第二节中所使用设备是相同的，它可360°旋转以产生三维图像的线性阵列。

二、检查步骤

（1）受检者检查时的体位很重要，受检者可以取俯卧位或膀胱截石位。检查前需要排空粪便，以免影响成像。检查时探头涂抹耦合剂并用无粉末避孕套套在探头表面，再在避孕套外表面涂上耦合剂。要避免避孕套中残留空气，否则会严重影响图像质量。

（2）检查前应询问受检者是否有肛门和肠管手术史，另外，直肠指诊是必要的，如果受检者存在肛管狭窄，直肠指检可以明确超声探头能否通过狭窄部位。同时向受检者讲解检查步骤、注意事项及可能出现的不适症状，以获得受检者的良好配合，减少受检者的痛苦，一次性获得优质的图像。必须避免使用暴力插入探头，以防止造成副损伤。

（3）超声成像要求，肛管前部应位于屏幕12点位，肛管后部位于屏幕6点位，肛管左侧位于屏幕3点位，肛管右侧位于屏幕9点位。为最大限度获得优质的图像，在检查过程中可以根据实际情况进行必要的调整。耻骨直肠肌特殊的"U"形结构，是肛管起始部的标志，并以此标志点校准探头方向。8838探头内置三维自动旋转系统，不需要移动探头，即可在 41.9 s 内获得多达 900 幅二维轴切面图像，总长度为 100 mm，然后以此为基础自动重建三维图像。对于获得的三维重建图像可以通过矢状面、冠状切面、横断面以及任何斜切面进行观察，并可以准确测量其长度、面积、角度及体积。肛管腔内三维超声可以完美地显示肛管环周所有层次的图像，这对于评估肛管不同水平切面的不同结构，有着非常重要的意义。

第二节　肛管腔内三维超声图谱

一、经肛管腔内三维超声横断面图谱

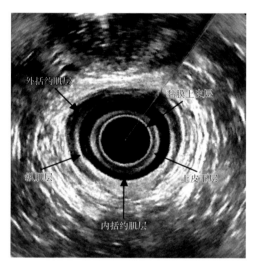

图 6-2　正常肛管超声下的五层
解剖结构图像

肛管的腔内三维超声横断面可以清晰显示正常肛管不同回声的五层结构，相关专业医师和超声检查医师必须熟悉由内向外这五层结构所对应的解剖结构（图 6-2）。

1. **黏膜上皮层**　作为图像的第一层表现为高回声带，是探头与肛管黏膜上皮的接触面。

2. **上皮下层**　作为图像的第二层表现为中等强度回声带，对应黏膜下组织结构。在肛管上部可观察到黏膜下较薄的新月形低回声肌层。声像图上无法分辨出齿线结构。

3. **肛门内括约肌层**　作为图像的第三层表现为一个 2 mm 厚的界限清楚的低回声环状结构带，其厚度较对称均匀。由于肛门内括约肌从近端到远端可能会稍微变薄，远端结构通常不对称，所以其终止部位并不完全对称导致最终的测量结果不规则。

4. **纵肌层**　作为图像的第四层表现为高回声带，对应纵肌层。它由来自直肠外层平滑肌的延伸部分和来自耻骨肛管肌与盆内筋膜弹性纤维组织的横纹肌构成较复杂的肌层。该层的外膜下层脂肪可产生交界部位的回声，纵行肌层与肛门外括约肌之间的较外层部分较好地呈现了肛门括约肌内的结构，并作为肛门括约肌手术切开的标志。

5. **肛门外括约肌层**　作为图像的第五层表现为混合回声带。肛管外括约肌是由包绕肛管的横纹肌组成，具体由外括约肌深部、外括约肌浅部和外括约肌皮下部组成。

二、肛管三水平评价系统

在横断切面上肛管超声图像可以分为上、中、下三个水平进行评价。不同水平界面中分别包括以下解剖结构（图6-3）。

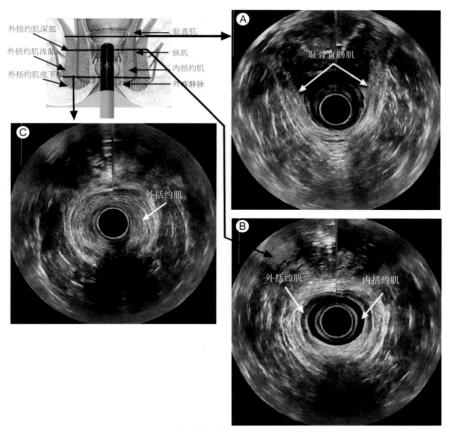

图6-3　肛管在横断面上三水平超声图谱

A. 一水平；B 二水平；C 三水平

1. **一水平** 包括耻骨直肠肌、外括约肌深部和环形内括约肌。在超声声像图上显示最明显的结构为耻骨直肠肌，是肛管上段的解剖标志。耻骨直肠肌在肛管周围形成一个"U"字形吊带半包绕肛管。肛管外括约肌深部与耻骨直肠肌的回声相似，在屏幕的 6 点方向超声很难区分它们。在屏幕的 12 点方向，女性外括约肌深部的前部环行肌束常显示不清。

2. **二水平** 包括外括约肌浅部（完整的环形）、联合纵肌、内括约肌（完整的环形）和会阴横肌。二水平所获取的图像为中段肛管，这个平面上可以清晰显示肛管内括约肌、联合纵肌和肛管外括约肌浅部。这种典型的图像是中段肛管的解剖标志。女性会阴横肌与肛管外括约肌纤维交织在一起，这两个结构之间没有明确的界限，因此肛管腔内超声无法准确地显示会阴体。在这个层面上，肛尾韧带表现为肛管后方三角形低回声区（图 6-3）。

3. **三水平** 包括外括约肌皮下部。三水平肛管腔内超声所获取的主要是肛管下段的图像。分层图像上仅会出现联合纵肌和外括约肌皮下部和皮下组织，而肛门内括约肌则消失无法显示。

三、肛管的腔内三维超声矢状面图谱

为了方便读者熟悉矢状位肛管周边的超声解剖图像，我们采取了从骨盆内侧壁（左侧）向外侧壁（右侧）方向逐层切面的方式展示超声图像。矢状位共采用 5 个切面，全貌显示矢状位肛管的分层解剖。

1. **第一切面** 该平面可以看到耻骨尾骨肌从耻骨相连并向尾骨方向走行的图像。从头侧到尾侧依次可以看到呈现混合回声的耻骨直肠肌和耻骨肛管肌包绕直肠和肛管内侧，同时也可以看到朝向会阴体的耻骨会阴肌（图 6-4）。

2. **第二切面** 该平面看到耻骨尾骨肌与耻骨相连的影像消失，但仍然可以看到耻骨尾骨肌在直肠和肛管内侧壁周围的组织影像。耻骨直肠肌和耻骨肛管肌逐渐清晰，而耻骨会阴肌逐渐显示模糊，仅部分显露。肛尾韧带模糊可见（图 6-5）。

3. **第三切面** 该平面肛管已经开始显露，髂尾肌和耻骨阴道肌无法显示。耻骨直肠肌逐步显露出来，形成了直肠与肛管的交会角（肛直角）。耻骨肛管肌呈现混合回声，是位于肛管与肛门外括约肌之间靠近肛门口的条索状结构。位

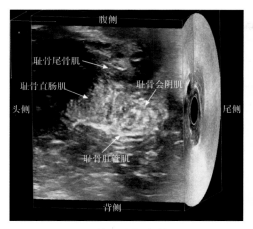

图 6-4　经肛管三维超声第一矢状切面
超声图像

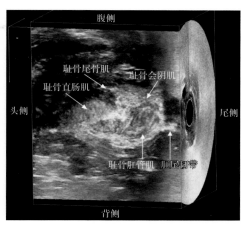

图 6-5　经肛管三维超声第二矢状切面
超声图像

于肛管两侧的肛门外括约肌呈现强回声，其自耻骨直肠肌下端分出。肛门外括约肌浅部与尾骨相连部分形成的肛尾韧带得到清晰的显示（图 6-6）。

　　4. 第四切面　该平面耻骨肛管肌无法显示。耻骨直肠肌的形态更加清晰，肛门外括约肌与其解剖关系明确。纵肌隐约可见。肛门外括约肌前方出现生理性裂隙。肛尾韧带自肛门外括约肌浅部向尾骨端的走行仍然可见，但是图像逐渐模糊（图 6-7）。

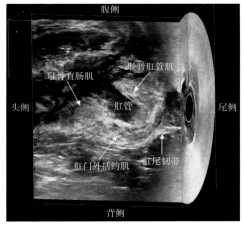

图 6-6　经肛管三维超声第三矢状切面
超声图像

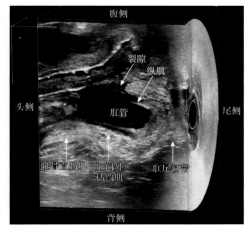

图 6-7　经肛管三维超声第四矢状切面
超声图像

5. 第五切面 该平面是肛管的正中矢状位切面。肛管解剖结构中黏膜上皮、

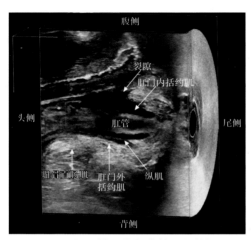

图 6-8 经肛管三维超声第五矢状切面
超声图像

上皮下层、内括约肌、纵肌和外括约肌等五层结构显露最清晰。男性肛门外括约肌在各个层次上都是对称的，而女性由于肛门外括约肌前部较短，在肛管上段前部没有环形的外括约肌，超声显示在肛门外括约肌前方会出现断裂不连续图像（图 6-8）。所以检查女性患者时，需要与肛管前方的括约肌撕裂相鉴别。生理裂隙超声图像表现为边缘平滑、规则的低回声区，而肛管外括约肌前方撕裂的超声图像表现为边界不规则的混合回声区。

四、经肛管腔内三维超声冠状面图谱

为了更好地理解冠状切面解剖结构及所对应的超声图像，我们采用从后（背侧）向前（腹侧）方向逐层剖析肛管及其周边空间的解剖结构。共采用 5 个切面的图像显示具体的解剖结构。

1. 第一切面 该平面可以看到耻骨直肠肌位于直肠外侧，靠近背侧的肌肉

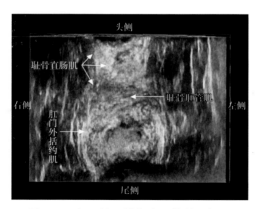

图 6-9 经肛管三维超声冠状第一切面
超声图像

组织呈现片状混合性回声。在其下方显示为混合性回声的耻骨肛管肌，围绕于肛管上段。肛门外括约肌自耻骨直肠肌分出，围绕于肛管两侧呈现混合性回声（图 6-9）。

2. 第二切面 该平面肛管初步显露。耻骨直肠肌围绕于直肠两侧并向下分出肛门外括约肌，共同呈现为混合性回声。肛门内括约肌呈现低回声条带，位于肛管外侧。在肛门内外括约肌之间靠近肛管上段可见呈现混合

性回声的耻骨肛管肌（图 6-10）。

3. **第三切面** 该平面肛管显露中下 2/3 部分。耻骨直肠肌与直肠、肛管、肛门外括约肌的相互解剖关系更加清晰。纵肌在本平面中首次显示，是位于肛门内括约肌外侧并呈现为中低回声条索状影像。耻骨肛管肌显露位于肛管上段，位于纵肌与肛门外括约肌之间，呈现低回声条带，随着切面向背侧推移其结构逐渐模糊（图 6-11）。

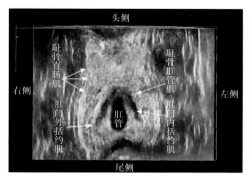

图 6-10 经肛管三维超声冠状第二切面超声图像

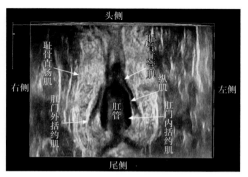

图 6-11 经肛管三维超声冠状第三切面超声图像

4. **第四切面** 该平面将直肠腔和肛管腔完全显露。耻骨肛管肌完全无法显示。耻骨直肠肌、肛门外括约肌、肛门内括约肌和纵肌均得到完整的显露（图 6-12）。

5. **第五切面** 该平面是显露肛管解剖结构的最佳平面。在此平面中与肛管结构有关的所有层次均得到清晰显示。可以看到肛管的五层结构，包括黏膜上皮、上皮下层、肛门内括约肌、纵肌和肛门外括约肌（图 6-13）。

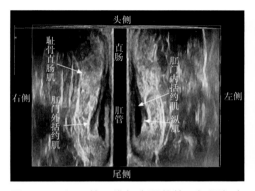

图 6-12 经肛管三维超声冠状第四切面超声图像

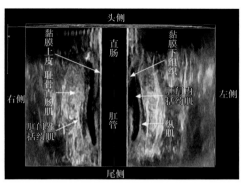

图 6-13 经肛管三维超声冠状第五切面超声图像

第三节　影响超声成像的因素

经肛管腔超声是评估后盆腔疾病状况的金标准。该项技术对肛管的解剖结构尤其是肛门括约肌的缺损状况可以提供准确的信息。由于检查途径的因素，经肛管腔超声也会因为肠管运动及肠管中的粪便和空气的干扰，影响成像质量；同时，探头与所需检查的部分存在一定距离也会导致成像质量下降。上述因素均会导致检查过程中出现伪像，影响超声的诊断效率和准确性。

女性和男性肛门外括约肌相比差异较大。男性肛门外括约肌是一个较为对称的柱状结构，且具有较低的反射性，比女性更易获取高分辨率的图像，同时，由于女性肛门外括约肌、纵肌与周围高回声脂肪组织的对比度较低，很难界定肛门外括约肌的内缘和外缘，影响测量准确性。另外，还有研究表明肛门外括约肌各部分的厚度随着年龄的增大逐步变薄，特别是肛门外括约肌腹侧这种变化趋势更明显。

随着年龄的增长，肛门内括约肌内纤维组织增多，肌肉组织减少，导致厚度逐渐增加，其超声反射性增强。内括约肌厚度正常范围为 2.8 ± 0.5 mm。小于 55 岁者肛门内括约肌厚度介于 $2.4 \sim 2.7$ mm 之间，大于 55 岁者内括约肌厚度介于 $2.8 \sim 3.5$ mm 之间。如果年轻（< 55 岁）受检者肛门内括约肌厚度 2 mm 视为正常情况，而老年人（> 55 岁）则视为异常情况。另外，只要肛门内括约肌超过 4 mm，无论受检者年龄如何，均视为异常。

虽然有诸多因素可以干扰经肛管腔超声的图像质量，影响疾病的诊断。但是，毋庸置疑高分辨率经肛管腔三维超声为后盆腔解剖结构的数据测量、鉴别诊断及理解复杂的空间位置提供了一种操作简单、无创、廉价和实时动态的检查方法。

第四节　肛门括约肌损伤的超声图像

经阴道分娩、肛门手术（如瘘管切开引流术、痔疮切除术、经肛门吻合术）均可能引起肛门括约肌和阴部神经损伤。虽然这种情况并不常见，一旦肛门括约肌损伤未能及时和恰当地处理，就可能成为大便失禁的主要原因，影响患者的身心健康和生活质量，因此及时准确地对肛门括约肌损伤做出诊断并实施有效的治疗意义重大。

经会阴、经阴道和经肛管腔内三维/四维超声检查肛门括约肌具有价格低廉、无创操作、诊断高效等优势，被公认为肛门失禁的基础检查之一。经阴道或经会阴超声可以获取肛门内外括约肌在静态和缩肛状态下的解剖和功能方面的信息，与经肛管超声比较可以最大程度减少图像失真的情况，可以动态地评价肛门括约肌的状况，使肌肉缺损部位显露更清晰，但它的图像分辨率要低于经肛管腔超声。为此我们采用经肛管腔内超声断层解剖模式（TUI）观察和评估肛门括约肌在多个平面上的状况，具体的正常超声断层图像见本章第二节。

目前按照超声横断切面的平面观察：肛门括约肌连续性中断，缺损超过30°，且当多于2个平面上出现这种改变时，肛门括约肌损伤诊断基本明确（图6-14）。

我们在临床工作中也应用二维阴式探头经会阴横断面扫描肛管，可以清晰显示肛管结构及肛门括约肌缺损，可以作为没有三维超声技术医疗单位的筛查手段（图6-15）。

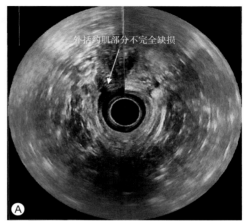

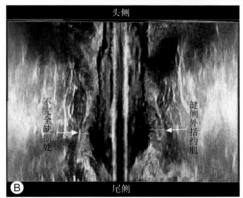

图 6-14 经肛管腔三维超声显示肛门外括约肌不完全缺损
A. 横断面；B. 冠状面

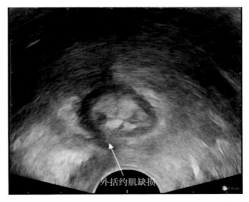

图 6-15 经阴道二维超声横切面
显示 6 点～ 8 点位置肛门外括约肌缺损

参考文献

1. Uz A, Elhan A, Ersoy M, et al Internal anal sphincter: an anatomic study[J]. Clin Anat, 2004, 17 （1）：17−20.

2. Kim MJ. Transrectal ultrasonography of anorectal diseases: advantages and disadvantages[J]. Ultrasonography, 2015, 34 （1）：19−31.

3. Jackisch T, Witzigmann H, Stelzner S. Anorectal diagnostics for proctological diseases[J]. Chirurg, 2012, 83 （12）：1023−1032.

4. Vitton V, Vignally P, Barthet M, et al. Dynamic anal endosonography and MRI defecography in diagnosis of pelvic floor disorders: comparison with conventional defecography[J]. Dis Colon Rectum, 2011, 54 （11）：1398−1404.

5. Hainsworth AJ, Solanki D, Schizas AM, et al. Total pelvic floor ultrasound for pelvic floor defaecatory dysfunction: a pictorial review[J]. Br J Radiol, 2015, 88 （1055）：20150494.

6. Murad-Regadas SM, Regadas Filho FS, Regadas FS, et al. Use of dynamic 3−dimensional transvaginal and transrectal ultrasonography to assess posterior pelvic floor dysfunction related to obstructed defecation[J]. Dis Colon Rectum, 2014, 57 （2）：228−236.

7. Notten KJ, Kluivers KB, Fütterer JJ, et al. Translabial three-dimensional ultrasonography compared with magnetic resonance imaging in detecting levator ani defects[J]. Obstet Gynecol, 2014, 124 （6）：1190−1197.

8. Santoro GA, Fortling B. The advantages of volume rendering in three-dimensional endosonography of the anorectum[J]. Dis Colon Rectum, 2007, 50 （3）：359−368.

9. Starck M, Bohe M, Fortling B, et al. Endosonography of the anal sphincter in women of different ages and parity[J]. Ultrasound Obstet Gynecol, 2005, 25 （2）：169−176.

10. Santoro GA, Fortling B. New technical developments in endoanal and endorectal ultrasonography// Santoro GA, Di Falco G. Benign anorectal diseases: Diagnosis with endoanal and endorectal ultrasonography and new treatment options[M]. Springer, Italy: 2006：13−26.

11. Santoro GA, Fortling B. The advantages of volume rendering in three-dimensional endosonography of the anorectum[J]. Dis Colon Rectum, 2007, 50 (3): 359−368.

12. Dietz HP. Translabial ultrasound in the assessment of pelvic floor and anorectal function in women with defecatory disorders[J]. Tech Coloproctol, 2014, 18 (5): 481−494.

第七章

盆底超声技术在盆底功能障碍性疾病中的应用

第一节　盆底支持系统损伤的超声表现

肛提肌由耻骨尾骨肌、耻骨直肠肌和髂尾肌组成，作为最主要的盆底支持系统的组成部分参与支撑盆底器官，并调节盆底器官的生理功能。各种病理因素能造成肛提肌的不同程度和不同部位的损伤。目前认为造成肛提肌损伤的最主要因素为妊娠和分娩，尤其是分娩的第二产程中，肛提肌被动地过度牵拉导致肛提肌的撕裂和撕脱。本节利用经阴道三维盆底超声技术，从多个层面解析肛提肌的损伤情况。

一、肛提肌形态完整，肛提肌裂孔增大

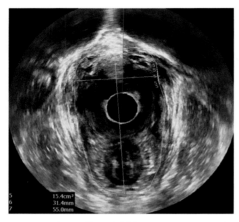

图 7-1　经阴道三维横切面显示两侧肛提肌完整，肛提肌裂孔增大

肛提肌裂孔面积 15.4 cm²，前后径 55.0 mm，横径 31.4 mm

目前国内缺乏盆底超声测量的标准值数据。根据 Santoro 等对 20 例正常未分娩女性研究发现，肛提肌裂孔面积为 12.0 ± 1.70 cm²，前后径为 4.85 ± 0.46 cm，横径为 3.29 ± 0.18 cm。

临床发现这种类型患者盆底超声扫查双侧肛提肌外形保持良好连续性，未见肌肉断裂及从耻骨附着点分离的影像，但是测量肛提肌裂孔面积、前后径和横径却明显增大，临床表现为盆底脏器脱垂。本例肛提肌裂孔面积和前后径明显高于上述正常均值（图 7-1），但是

由于肛提肌外形对称，没有发生盆底器官的不对称脱垂。超声图像上可见阴道旁间隙对称，尿道、阴道和肛门未偏离轴线（耻骨联合与耻骨直肠肌中点连线）（图 7-2，图 7-3）。

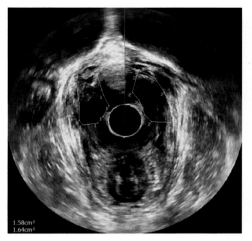

图 7-2　经阴道三维横切面显示阴道旁间隙对称
左侧 1.58 cm²，右侧 1.64 cm²

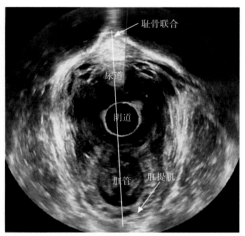

图 7-3　盆底器官未偏离轴线

二、肛提肌断裂

肛提肌作为盆底最主要的支撑系统，其发生断裂会导致盆底功能障碍性疾病，同时也会因为肛提肌损伤部位、程度以及肌群的不同，出现各种临床表现。

（一）一侧肛提肌完全断裂

在冠状面可清晰显示左侧耻骨尾骨肌、耻骨直肠肌和髂尾肌完全断裂（图 7-4）。

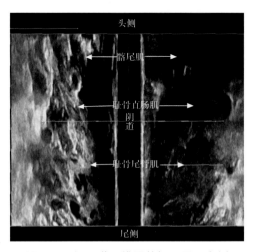

图 7-4　经阴道三维冠状切面显示左侧
肛提肌完全断裂图像

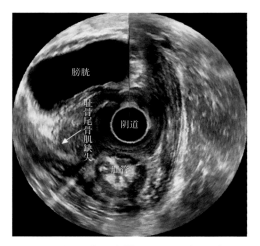

图 7-5　经阴道三维横切面显示右侧耻尾肌断裂图像

（二）右侧耻骨尾骨肌断裂

耻骨尾骨肌是构成肛提肌板的主要结构，其发生损伤将影响包括膀胱、尿道、阴道及肠管等多个盆底器官的支持系统，造成解剖结构的改变，随之出现器官功能的变化。盆底三维超声重建技术可以从多个平面和斜切面观察肛提肌的变化。经阴道三维超声横断面第二水平切面（详见第四章第二节）显示膀胱偏向耻骨尾骨肌缺失的右侧（图 7-5）。矢状面第一切面（详见第五章第二节）可以清晰显示形态

和走行正常的健侧（左侧）耻骨尾骨肌（图 7-6A），同时也可以看到缺失侧（右侧）耻骨尾骨肌完全消失，缺失侧同时可以显露脱垂膀胱切面（图 7-6B）。冠状面第三切面（详见第五章第三节）显示右侧耻骨尾骨肌完全缺失，同时可以看到耻骨直肠肌和髂尾肌也存在部分缺失（图 7-7）。

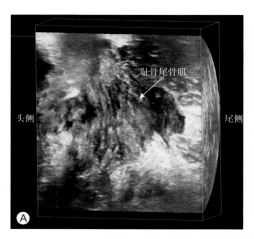
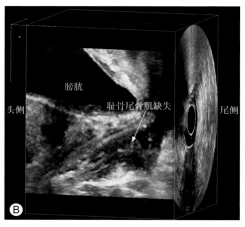

图 7-6　经阴道三维矢状切面显示右侧耻尾肌断裂图像

A. 健侧耻尾肌完整；B. 损伤侧耻尾肌缺失

（三）左侧髂尾肌断裂

髂尾肌靠近盆底的骶尾侧，与耻骨尾骨和耻骨直肠肌相比，其所承受压力相对较小，发生损伤的机会也少。当肛提肌被极度牵拉会导致其撕裂或断裂。从经阴道三维超声的横断面的第三水平图像（详见第五章第一节）可以显示左侧髂尾肌缺失（图7-8）。在三维超声的冠状面的第四切面（详见第五章第三节）可以直观显示左侧髂尾肌的缺失（图7-9）。

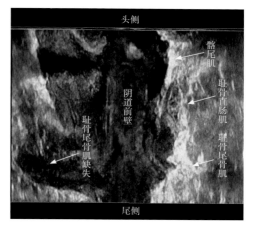

图7-7　经阴道三维冠状切面显示右侧耻尾肌断裂图像

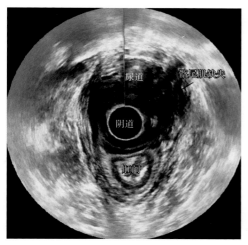

图7-8　经阴道三维横切面显示髂尾肌断裂图像

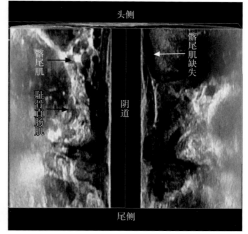

图7-9　经阴道三维冠状切面显示髂尾肌断裂图像

（四）会阴体损伤

会阴体位于阴道与肛门之间，是重要的支持结构，耻骨阴道肌、耻骨肛管肌、耻骨会阴肌、肛门外括约肌和纵肌、会阴浅横肌、球海绵体肌及会阴膈膜

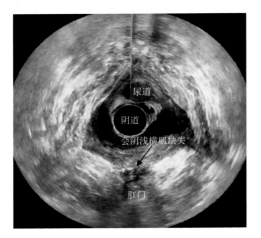

图 7-10　经阴道三维横切面显示
会阴浅横肌断裂图像

等均汇聚并锚定于此。本例患者在三维超声的横断面第一水平切面（详见第五章第一节）显示为会阴浅横肌的部分缺失（图 7-10）。但是利用矢状面断层技术，在第八切面水平（详见第五章第二节）与正常对照的切面（图 7-11A）对比可以发现，耻骨肛管肌和会阴浅横肌均缺失，导致会阴体消失（图 7-11B）。

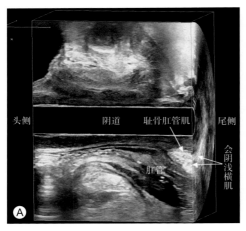
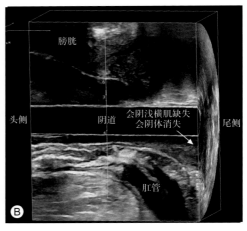

图 7-11　经阴道三维矢状切面显示会阴体损伤图像
A. 会阴体完整；B. 会阴体缺失

三、盆底器官对称性评估

　　肛提肌是支撑盆底器官的主要结构，它的损伤是产妇发生盆底器官脱垂的主要原因，肛提肌损伤是发生盆底结缔组织结构紊乱的必要条件。临床上仅通过对肌肉触诊很难判断肛提肌撕裂和结缔组织受损的情况。因为高分辨率的经阴道三维超声的探头更靠近盆底组织，所以能更加清晰显露盆底结构，在下图中均可以显露肛提肌的不完整性（图7-12，图7-13）。我们利用此项技术，通过测量盆底器官横断面的中心点与轴线（耻骨联合与耻骨直肠肌中点连线）的偏离距离来量化尿道、阴道及肛门等盆底器官的不对称性（图7-12），同时利用双侧阴道旁间隙面积评估阴道与侧盆壁分离的情况（图7-13）。

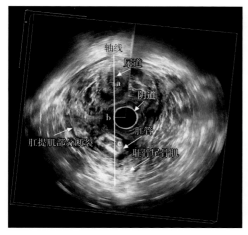

图 7-12　盆底器官不对称
a.尿道右偏 3.1 mm；b.阴道左偏 6.1 mm；c.肛管右偏 3.3 mm

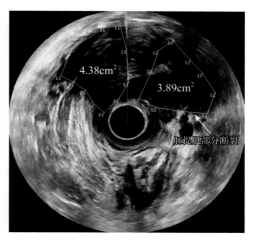

图 7-13　阴道旁间隙不对称
左侧 3.89 cm²；右侧 4.38 cm²

第二节　盆腔脏器脱垂及病变的超声表现

　　肛提肌解剖结构改变是发生盆腔脏器脱垂的主要原因和必要条件。按照"三腔"理论，人为将盆腔分为前盆腔、中盆腔和后盆腔。肛提肌损伤发生的部位不同，盆腔脏器脱垂在超声上的表现各异，除发生脱垂性疾病外，也会有其他病变表现。随着盆底外科技术的发展，尤其是盆底修补材料的应用，提高和丰富了盆底功能障碍性疾病的治疗水平及手段。本节就盆底超声在上述疾病及盆底修补术前评估和术后疗效判定等方面的应用，利用大量的超声图像从多个切面进行逐一描述，希望能够强化盆底专科医生和超声医生对超声图像的识图能力，提高对盆底功能障碍性疾病的认识，全面提升盆底疾病的诊治水平。

一、前盆腔

（一）膀胱方面

1. 膀胱颈和膀胱底移动度　经会阴二维超声可以非常准确地测定膀胱颈部和膀胱底的位置和移动度。以耻骨联合前下缘的水平线为参考线，分别测量静息状态和 Valsalva 动作下膀胱颈、膀胱底与参考线之间的垂直距离，不同状态下两者差值即膀胱颈和膀胱底下降的距离（图 7-14）。若膀胱颈和膀胱底下移至参考线以下，则以负值表示；若在参考线以上，则以正值表示。

尽管膀胱颈部下降幅度达 20 mm 和 25 mm 均曾被视为过度移动，但其正常参考值并没有明确的定义，目前认为采用 25 mm 的意义更大。膀胱颈的移动度与压力性尿失禁程度呈正相关性。

膀胱底移动可以直观地反映膀胱脱垂的情况。但是，目前缺乏膀胱底下移距离与 POP-Q 评分相关性的研究数据，这种情况妨碍了膀胱底移动距离的临床应用效率。相信随着盆底超声工作的开展和数据积累，膀胱底移动度的真实临床价值会得到证实，届时膀胱底移动度将成为精确量化膀胱脱垂程度的指标（图 7-14）。

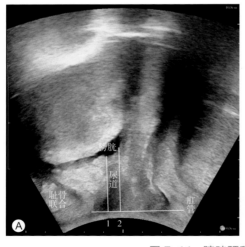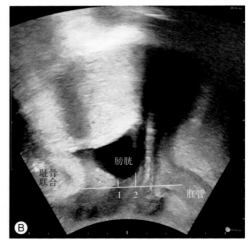

图 7-14　膀胱颈和膀胱底移动度测定

1. 膀胱颈移动度；2. 膀胱底移动度　A. 静息状态；B.Valsalva 状态

2. **逼尿肌厚度** 经会阴二维超声可以准确测定逼尿肌的厚度。要求膀胱尿量 50 ml 左右。将膀胱颈所对应的膀胱壁位置作为中点，将膀胱壁分成三等分，分别测量 3 个点从内缘到外缘的数值，计算其平均值，正常值一般小于 5 mm（图 7-15）。逼尿肌的厚度大于 5 mm，可能与逼尿肌过度活动有关。尽管在诊断膀胱逼尿肌过度活动时，其厚度作为诊断指标的作用常被高估，但其厚度增加确实和膀胱过度活动引起的症状有密切关系。

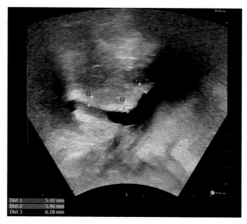

图 7-15　逼尿肌厚度测定

另外，对实施抗尿失禁术的患者测定逼尿肌厚度，有助于判断术后是否会发生急迫性尿失禁和 / 或逼尿肌过度活动。

3. **膀胱肿瘤** 经会阴二维超声检查可以发现膀胱内的异物、结石，甚至膀胱肿瘤。本例患者经会阴二维超声扫查发现在膀胱底近膀胱内口外突的 12.2 mm × 8.8 mm 中低回声区（图 7-16）。应用 BK 公司的 8838 型经阴道三维探头扫查，清晰显示肿瘤起源于膀胱底近膀胱内口肌层，肿瘤整体未见血流信号（图 7-17）。进一步通过三维重建，明确肿瘤的起源部位（图 7-18）。

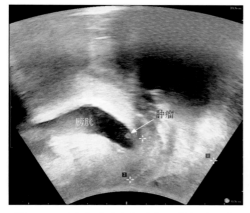

图 7-16　膀胱壁肿瘤经会阴二维超声图像

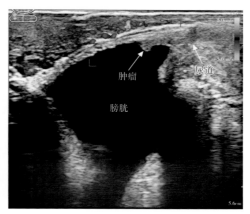

图 7-17　膀胱壁肿瘤经阴道二维超声图像
（8838 型）

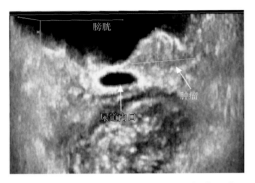

图 7-18 膀胱壁肿瘤经阴道三维超声图像

4. 膀胱内输尿管支架（DJ 管）

本例是产后 42 天常规盆底超声检查所见。追问病史，该产妇在妊娠 12 周因为右侧输尿管和肾盂不明原因进行性扩张，为避免病情发展影响肾功能，于外院泌尿外科放置右侧输尿管支架，孕期过程顺利。经会阴二维超声可见膀胱内强回声条索状物（图 7-19）。经阴道超声显示膀胱内呈现螺旋状强回声，膀胱外输尿管位置发现一个形状规则、边界清晰的管状强回声（图 7-20）。经阴道三维超声重建，在横切面、矢状切面和冠状切面可以清晰显示如"弹簧"状 DJ 管（图 7-21，图 7-22，图 7-23）。

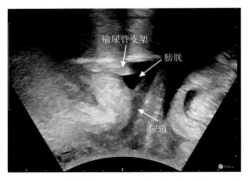

图 7-19 膀胱内 DJ 管经会阴二维超声图像

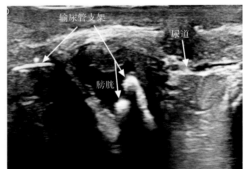

图 7-20 膀胱内 DJ 管经阴道二维超声图像（8838 型）

（二）尿道方面

1. 尿道倾斜角度 尿道倾斜角度反映了尿道近端围绕人体纵轴发生旋转的程度，是诊断尿道过度移动的主要影像学依据，正常值小于 30°。尿道倾斜角度与膀胱颈的移动度密切相关，所有可以导致膀胱颈移动度过大的因素，诸如阴道分娩第二产程过程、产钳或胎头吸引器阴道助产手术等也是产生尿道倾斜角度过大的主要因素。临床上曾经利用尿道棉签试验来判断是否存在尿道的过

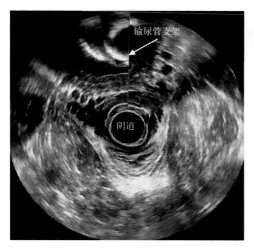

图 7-21 膀胱内 DJ 管经阴道三维超声
横切面图像

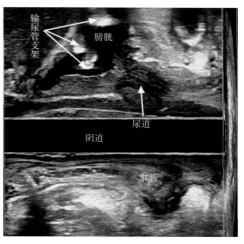

图 7-22 膀胱内 DJ 管经阴道三维
超声矢状面图像

度移动。随着盆底超声技术的发展，目前该方法已经取代棉签试验成为更加便捷、无侵入性的诊断方式。本例测量静息状态下尿道倾斜角度 –20°，Valsalva 状态下尿道倾斜角度 18°，两者的差值即为最终的尿道倾斜角度 38°，存在尿道过度移动（图 7-24）。

2. 尿道漏斗 尿道漏斗是膀胱内口开放，向尿道方向扩张，形似"漏斗"，其形成的形态学基础还不清楚。Schaer 等发现出现尿道漏斗的女性压力性尿失禁的发生率较高。明显的尿道漏斗与尿道闭合压力不足有关。近

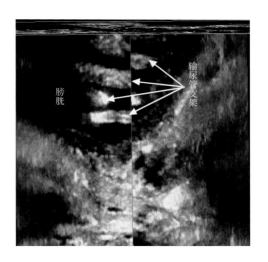

图 7-23 膀胱内 DJ 管经阴道三维超声冠状
面图像

端尿道缺陷合并膀胱颈扩张可能是形成尿道漏斗的主要原因。尤其对于尿失禁患者经会阴二维超声检查过程中，除了看到尿道漏斗结构外，还可以看到尿道内低灰度回声和典型的充盈尿道双线回声图像，这是尿液进入尿道的直接证据。

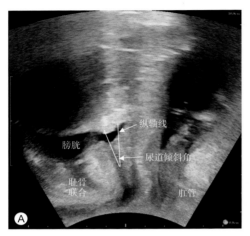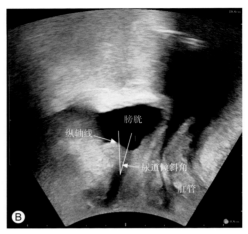

图 7-24　经外阴二维超声尿道倾斜角测量

A. 静息状态；B. Valsalva 状态

临床上在静息状态下可以看到尿道漏斗结构（图 7-25A），在 Valsalva 状态下尿道的这种漏斗形态更加明显，也较为常见（图 7-25B）。

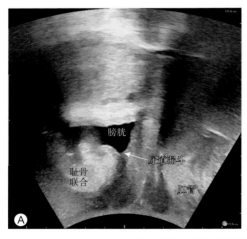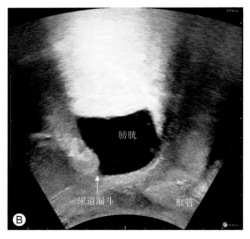

图 7-25　经外阴二维超声尿道漏斗形成图像

A. 静息状态；B. Valsalva 状态

　　3. 尿道憩室　尿道憩室指尿道周围与尿道相通的囊性腔隙，分为先天性和后天性两种。尿道憩室以女性多见，多为单发，位于尿道与阴道之间。尿道造影和尿道镜检查有助于诊断。尿道憩室位于尿道中下段及尿道口周围（图 7-26），在二维超声和三维超声横断面图像中表现为尿道与阴道之间的类圆形无回声区或低回声区（图 7-27，图 7-28，图 7-29）。三维超声的矢状和冠状切面可以清晰显示憩室与尿道相通，可以明确诊断（图 7-30，图 7-31）。

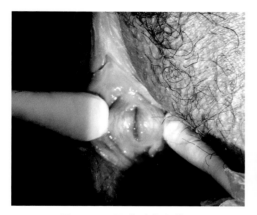

图 7-26　尿道憩室大体图
囊性的憩室围绕尿道口周围

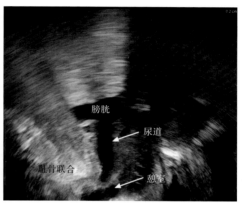

图 7-27　尿道憩室经阴道二维超声图像

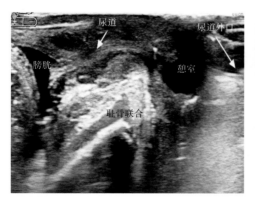

图 7-28　尿道憩室经阴道二维超声图像
（8838 型探头）

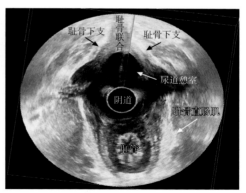

图 7-29　尿道憩室经阴道三维超声
横断面图像

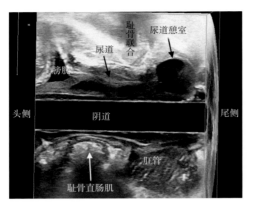

图 7-30　尿道憩室经阴道三维超声矢状面图像

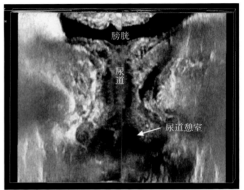

图 7-31　尿道憩室经阴道三维超声冠状面图像

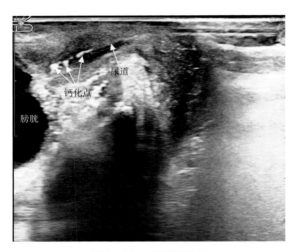

图 7-32　尿道钙化点

4. 尿道钙化　尿道钙化一般是因为既往发生尿道炎，尿道黏膜层纤维钙化造成的。在尿道内可见一个或数个高回声或强回声斑点，伴或不伴后方声影（图 7-32）。

5. 尿道旁腺囊肿　女性尿道与阴道紧邻，成年女性尿道长 3.5 ～ 5.0 cm，尿道内层为黏膜，尿道口为复层扁平上皮，其余部分为复层柱状上皮。尿道黏膜和黏膜下形成

多个皱襞及陷窝，尿道黏膜下有许多小的尿道腺。女性尿道腺体在胚胎学上与男性前列腺同源。分为尿道周围腺体和尿道旁腺。尿道旁腺为一组分支腺体，有 2 条大的尿道旁腺小管开口于尿道口黏膜 4 点和 8 点处（图 7-33）。在正常情况下，腺体口有细菌寄生。当局部抵抗力减弱时可发生感染，腺管发生水肿或狭窄，导致腺管及腺体扩张，形成尿道旁腺囊肿。女性尿道旁腺囊肿又称尿道旁腺囊状扩张或潴留性囊肿，有先天性和后天性之分，多发生于 20 ～ 40 岁的成年已育女性，偶尔见于出生后不久至 10 岁之间的小儿。既往术前不易与

阴道前壁囊肿鉴别，随着盆底超声影像技术的开展，目前可以利用经阴道三维超声技术得以明确诊断，为制订治疗方案提供准确的影像学信息。

本例经阴道三维超声重建技术，从横切面、矢状面和冠状面等不同切面全面完整的显示尿道旁腺囊肿为形状不规则但边界清晰的无回声囊肿。图像显示囊肿位于尿道两侧，与尿道关系密切但未突破尿道的肌层，而是呈弧形压迫，并且与阴道壁分界清晰（图 7-34，图 7-35，图 7-36）。

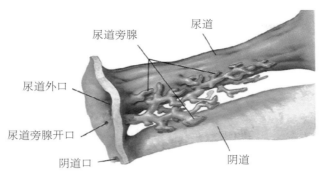

图 7-33　女性尿道旁腺解剖示意图

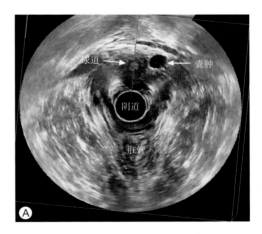

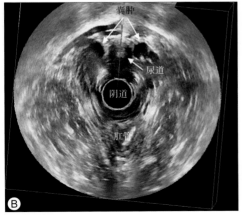

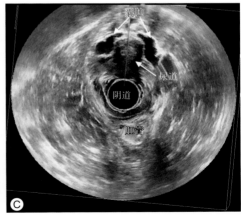

图 7-34　尿道旁腺囊肿经阴道三维超声横切面不同水平图像
A. Ⅱ平面；B. Ⅱ平面；C. Ⅲ平面

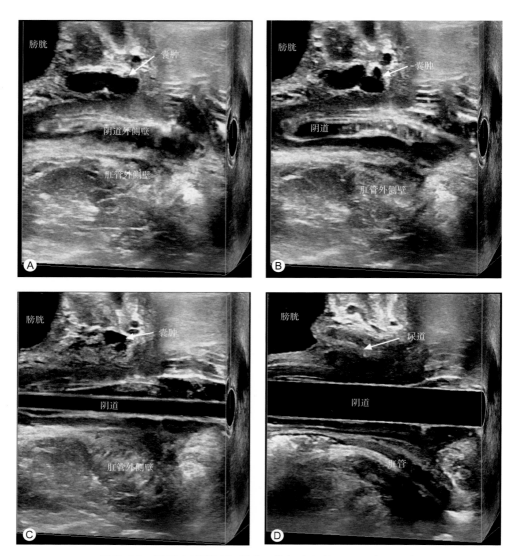

图 7-35　尿道旁腺囊肿经阴道三维超声矢状面不同水平图像
A. 第 5 切面；B. 第 6 切面；C. 第 7 切面；D. 第 8 切面

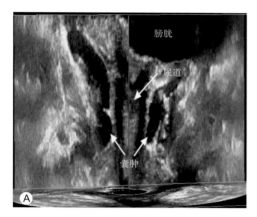

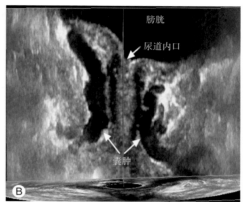

6. 输尿管囊肿 输尿管囊肿（ureter cyst）又称输尿管膨出，其形成的原因分先天性和后天性因素。先天性因素是由于胚胎发育期输尿管与尿生殖窦之间的膈膜未完全吸收消退，导致输尿管口闭锁或不同程度的狭窄；也可能由于输尿管膀胱壁间段过长、弯曲或纤维结构薄弱，尿液排泄不畅或受阻而形成囊肿。后天性因素多是由于输尿管周围炎症、水肿、输尿管黏膜膨胀或外伤，造成输尿管狭窄梗阻，在尿液作用下形成囊肿，病理上其外层为膀胱黏膜，中间为肌肉和胶原纤维，内层为输尿管黏膜。输尿管囊肿可开口于膀胱内或异

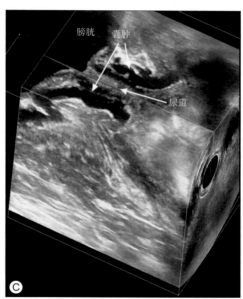

图 7-36　尿道旁腺囊肿经阴道三维超声图像
A. 冠状面；B. 冠状面；C. 矢 - 冠状面

位开口于膀胱颈或更远端。临床上以先天因素形成的囊肿最为常见，尤多见于女性。

输尿管囊肿因其特征性的声像图表现，通过超声影像技术较容易明确诊断，但仍需要与以下疾病相鉴别：

（1）输尿管脱垂：可见乳头状肿物突入膀胱内表面光滑的低回声团。顶部

呈脐样凹陷，无囊肿特征，无周期规律性舒缩。

（2）膀胱憩室：系自膀胱壁向外突出的囊袋状无回声区，并与膀胱相通。

（3）输尿管憩室：多发生在输尿管与膀胱的交界处，其特点是囊性肿物不突入膀胱腔内，而位于膀胱之外与输尿管连通。

（4）输尿管末端结石：输尿管末端管腔内仅可见结石回声，发生梗阻可见同侧输尿管和肾盂不同程度增粗和扩张。而输尿管囊肿并发结石可见囊状回声内有结石回声，并随着尿液排出囊状回声有膨大或缩小的规律性变化。

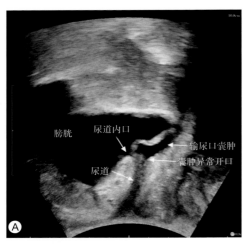

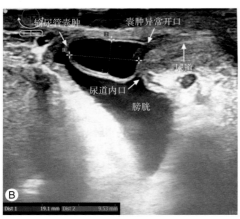

图 7-37 输尿管囊肿二维超声图像
A. 经会阴二维超声；B. 经阴道二维超声

（5）膀胱结石：结石随着体位的改变可在膀胱内发生移动，输尿管囊肿伴结石仅在囊肿内移动。

（6）卵巢囊肿：多见于膀胱外侧的囊性回声，边界清晰，包膜光滑，后壁回声增强，追踪扫查发现与输尿管不相连。

本例患者以反复发作的尿频、尿急、尿痛等尿路感染症状来诊。常规的经会阴和经阴道二维盆底超声显示：在膀胱三角区左侧大小 19.1 mm×9.53 mm 呈椭圆形环状结构，壁菲薄而光滑，内为无回声区，开口于尿道近端（图 7-37）。囊肿表面未见血流信号（图 7-38）。实时观察可见环状结构时大时小，不断变化，即所谓"膨缩征"。囊肿膨大时直径多为 20 mm 左右，缩小时直径多为 7 mm 左右。利用经阴道三维超声重建技术可显示囊肿与膀胱的相对解剖结构（图 7-39），同时在矢状切面可以更加清晰显示囊肿异常开口于尿道近端（图 7-39C）。

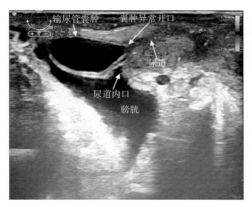

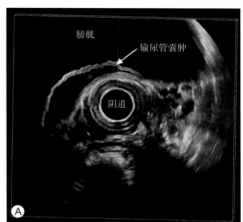

图 7-38　囊肿表面未见血流信号

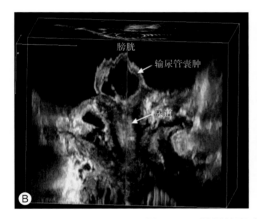

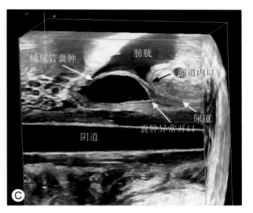

图 7-39　输尿管囊肿经阴道三维超声图像
A. 横切面；B. 冠状切面；C. 矢状切面

二、中盆腔

（一）阴道壁囊肿

阴道壁囊肿是最常见的阴道壁良性肿瘤，分为上皮包涵囊肿（获得性）和胚胎遗留性囊肿（先天性）两类。但是由于其周边组织关系复杂，对于较大而突于阴道口或阴唇间的囊肿需要与膀胱膨出鉴别；位于阴道后穹隆的囊肿应和

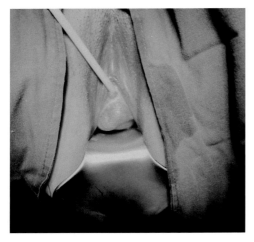

图 7-40　阴道壁囊肿的大体图

子宫直肠窝疝鉴别；位于阴道前壁下 1/2 的囊肿应与尿道憩室及尿道腺脓肿或囊肿相鉴别。

　　本例受检者表现为生长于阴道内并突出于阴道口的囊性肿物（图 7-40）。会阴二维超声显示位于尿道后方的 5.1 cm×2.5 cm 包膜完整的低回声区（图 7-41）。进一步利用经阴道三维超声断层成像技术，在横断面上可以看到一个呈"蝴蝶结"样囊肿位于尿道和阴道之间（图 7-42）；

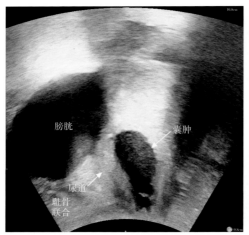

图 7-41　阴道壁囊肿经会阴二维超声图像

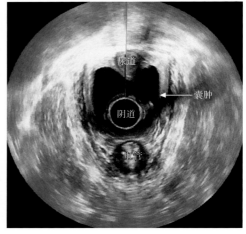

图 7-42　阴道壁囊肿经阴道三维超声
矢状面图像

在冠状切面的不同水平逐层成像可见一个边界清晰的囊性肿物位于尿道后方和阴道前壁间（图 7-43）。

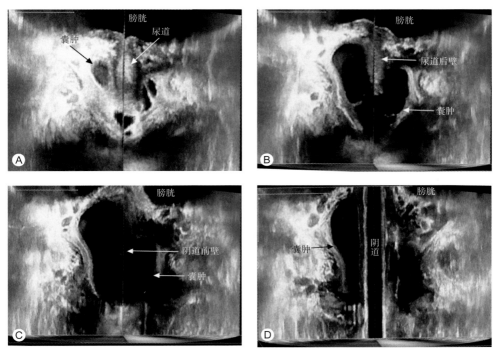

图 7-43　阴道壁囊肿经阴道三维超声冠状面图像

A. 第 1 切面；B. 第 2 切面；C. 第 3 切面；D. 第 4 切面

　　本例患者行阴道壁囊肿核除术后 1 个月重新进行经阴道三维超声扫查，矢状面和冠状面均可见到囊肿部位手术缝线和疤痕所呈现的斑点状强回声，囊肿消失（图 7-44）。

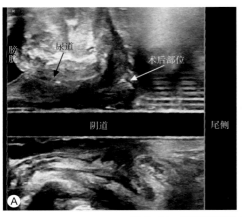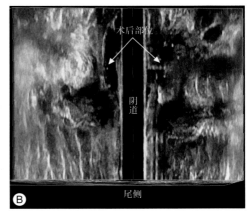

图 7-44　阴道壁囊肿术后经阴道三维超声图像

A. 矢状切面；B. 冠状切面

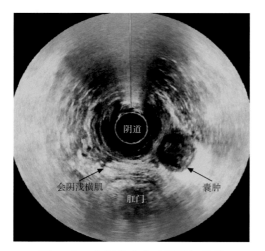

图 7-45　左侧前庭大腺囊肿经阴道
三维超声横断面图像

（二）前庭大腺囊肿

前庭大腺囊肿是因前庭大腺管阻塞，分泌物积聚而成。它是妇科的常见疾病，需要通过查体与大阴唇腹股沟疝相鉴别。采用超声技术有助于更加准确和快捷地做出诊断。盆底三维超声从横断面、矢状面和冠状面可以显示位于阴道下端近出口处边界清楚的，含细密光点的低回声区（图 7-45，图 7-46，图 7-47）。超声图像可以清晰分辨囊肿的组织来源以及与周边组织的解剖关系。

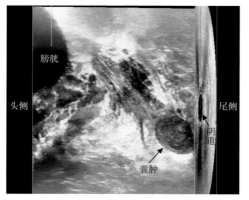

图 7-46　左侧前庭大腺囊肿经阴道
三维超声矢状面图像

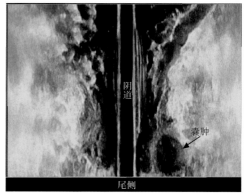

图 7-47　左侧前庭大腺囊肿经阴道
三维超声冠状面图像

三、后盆腔

（一）直肠膨出

直肠前壁向阴道后壁方向异常膨出，临床表现为阴道后壁膨出。直肠膨出常见于阴道分娩造成直肠阴道间隔变薄或撕裂，其膨出程度采用测量直肠前壁超出肛门内括约肌延长线的距离（图 7-48，图 7-49），直肠前壁外突

17.9 mm，大于 15 mm，可以诊断为直肠膨出。利用经阴道三维超声重建技术，从矢状切面可以看到直肠阴道间隔缺损，直肠前壁从缺损的部位突向阴道后壁（图 7-50）。

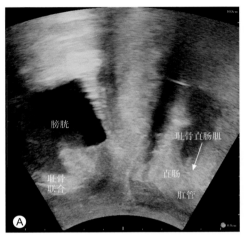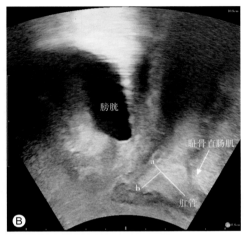

图 7-48　直肠膨出经会阴二维超声图像

a. 经肛门内括约肌延长线；b. 直肠前壁外突距离　A. 静息状态；B.Valsalva 状态；

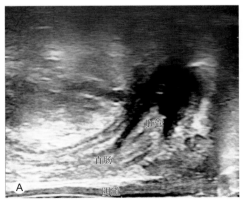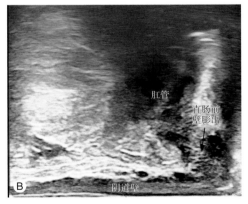

图 7-49　直肠膨出经阴道二维超声图像

A. 静息状态；B.Valsalva 状态

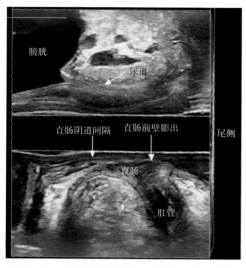

图 7-50 直肠膨出经阴道三维超声矢状位图像

（二）肠疝

肠疝是指小肠进入直肠阴道间隙。较大的肠疝表现为阴道后壁膨出，经常与直肠膨出相混淆。可以采用直肠排粪和磁共振排粪造影等技术来诊断肠疝。但是，由于其操作繁琐和对设备要求高，不方便临床广泛开展使用。随着超声技术的发展，利用经会阴或经阴道二维或三维超声可以满足肠疝的诊断和鉴别诊断。我们首先采用经会阴二维超声扫查静息状态和 Valsalva 状态下图像。从矢状面图像可以明显看到 Valsalva 状态下小肠沿着阴道直肠间隙下降到会阴部，实时动态图可以看到小肠的蠕动影像（图 7-51）。利用经阴道二维超声在 Valsalva 状态下可以清晰地显示小肠滑落到阴道直肠间隙的影像（图 7-52）。

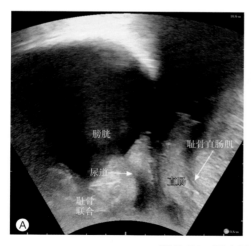
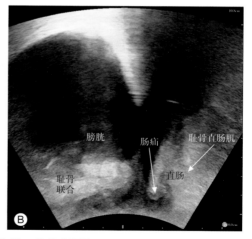

图 7-51 肠疝经会阴二维超声图像

A. 静息状态；B. Valsalva 状态

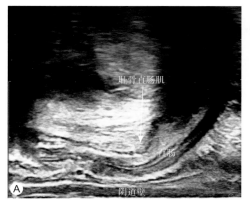 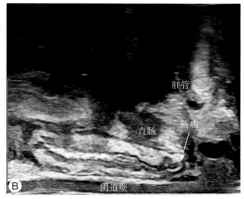

图 7-52　肠疝经阴道二维超声图像

A. 静息状态；B. Valsalva 状态

（三）耻骨直肠肌综合征

耻骨直肠肌综合征（puborectal muscle syndrome）是一种以耻骨直肠肌痉挛性肥大导致盆底出口处梗阻为特征的排粪障碍性疾病。临床表现为排便过程中耻骨直肠肌无法正常松弛导致渐进性排便困难，也有一部分受检者和/或伴发慢性盆腔疼痛。

临床上可以采用肛肠动力学检测、直肠排粪造影和动态磁共振排粪造影等方法辅助诊断。随着盆底超声技术的发展，该项技术具有价格低廉、操作简单、无创性操作和实时动态观察等优点，已经成为一种良好的诊断方法。本例受检者利用经会阴二维超声技术显示 Valsalva 状态下肛直角明显小于静态的肛直角，肛直角由钝角变成锐角（120°→81°）（图 7-53）。三维超声矢状斜切面和

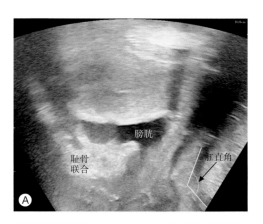 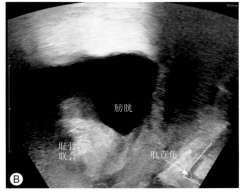

图 7-53　耻骨直肠肌综合征经会阴二维超声图像

A. 静息状态；B. Valsalva 状态

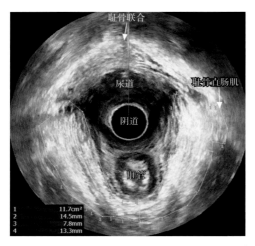

图 7-54 经阴道三维超声矢状面测定
肛提肌面积和直径

冠状切面测定的肛提肌面积和耻骨直肠肌平均直径分别为 11.7 cm^2 和 20.25 mm，明显高于正常值（图 7-54，图 7-55）。

另外，其肛提肌裂孔面积和前后径、横径分别为 10.2 cm^2、46.2 mm 和 31.5 mm 均明显小于 Santoro 和 Giulio 等所确定的正常值（图 7-56）。

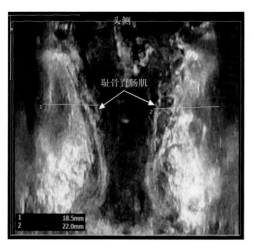

图 7-55 经阴道三维超声冠状面测定
耻骨直肠肌厚度

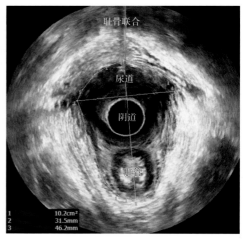

图 7-56 经阴道三维超声矢状面测定肛提
肌裂孔面积和径线

第三节　盆底超声在盆底外科手术的应用

一、盆底传统修补术

由于阴道前后壁修补术、尿道下筋膜加固术及经阴道骶棘韧带悬吊术等传统手术复发率高，加之，近年来治疗效果更加理想的盆底网片修补术的推广，所以传统修补手术的应用范围逐渐缩小。但是传统盆底修补术并非"一无是处"。1909 年乔治·怀特就说过："手术失败的原因似乎是没有真正找到膀胱的正常支持结构并进行修补，取而代之的是没有理论依据的部分阴道壁切除，结果只有失望和失败。"随着盆底网片修补术应用范围的扩大，其并发症也逐渐随之显现，盆底外科医生开始重新审视传统手术。造成传统手术复发率高于盆底网片修补术的原因是多方面的，其中不可忽略的是术前未对盆底缺失进行精准定位，术中也就无法定点准确修补。例如，一位盆筋膜腱弓侧方缺损造成的移位性膀胱膨出患者如果采用传统的正中修补术，会进一步扩大侧方缺损的面积，反而加重膀胱脱垂，术后复发只是时间问题。所以术前准确评估盆底解剖结构缺损对于提高手术疗效和降低术后复发率至关重要。本例受检者为单纯的膀胱膨出病例，术前采用盆底三维超声技术，重建盆底解剖结构，从盆底冠状切面可以看到肛提肌的主要组成部分，即两侧耻尾肌、耻直肌和髂尾肌无缺损，且对称性良好（图 7-57）。结合内诊检查，最后确定造成膀胱膨出主要原因是耻骨宫颈筋膜中央型缺损。据此采用传统的正中阴道前壁修补术，取得理想疗效。术后 3 个月复查，三维超声矢状切面可见术前膀胱阴道间破损的筋膜组织已经被加强增厚（图 7-58）。利用二维超声比较 Valsalva 状态下术前和术后膀胱颈和膀胱底移动度，显示术后膀胱颈和膀胱底移动度明显小于术前（9.1 mm vs 35.2 mm；4.6 mm vs 48.1 mm）（图 7-59）。

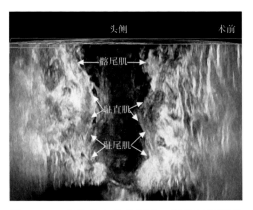

图 7-57　术前盆底结构评估三维冠状面图像

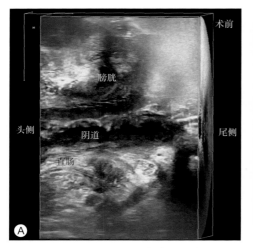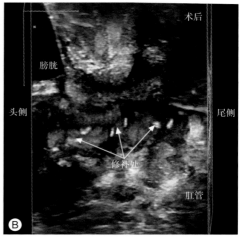

图 7-58 传统修补术前（A）和术后（B）膀胱阴道间隙对比

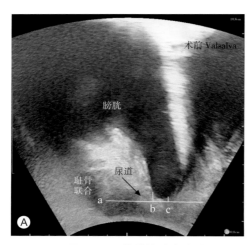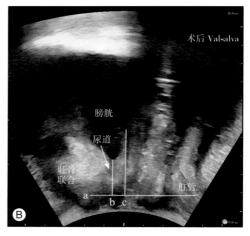

图 7-59 传统修补术前（A）和术后（B）膀胱颈和膀胱底移动度对比

a.耻骨联合前下缘延长线；b.耻骨膀胱颈间距；c.耻骨膀胱底间距

二、应用植入材料的盆底修复术

（一）尿道中段悬吊带术

尿道中段悬吊带术，无论采用耻骨上或者经闭孔路径等手术方式，取得良好效果的关键都是将吊带无张力地放置于尿道中段。尿道中段无张力悬吊带术成为治疗压力性尿失禁的"金标准"。吊带放置过高（靠近膀胱颈）或过低（靠近尿道外口）都将影响术后治疗效果。

1. **正常位置吊带** 正常位置的吊带应该放置于尿道中段。采用经会阴二维超声的冠状切面和经阴道三维超声都可以清晰显示吊带承托于尿道下方，呈"U"字形的高回声条带（图7-60，图7-61）。经阴道三维超声矢状切面可以清晰显示吊带位于尿道中段（图7-62）。

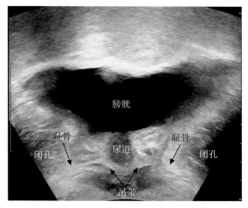

图 7-60　吊带正常位置会阴二维超声图像

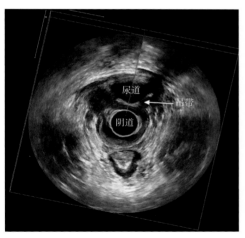

图 7-61　吊带正常位置阴道三维超声
横断面图像

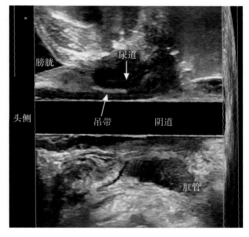

图 7-62　吊带正常位置阴道三维超声
矢状位图像

2. **吊带位置过低** 本例患者术中利用低温等离子消毒的探头，在二维超声（图7-63）和三维超声的矢状面（图7-64）均可见呈强回声光带的吊带位于尿道下1/3，说明吊带位置过低。因此，术中及时调整吊带位置，保证吊带放置在正确的位置。

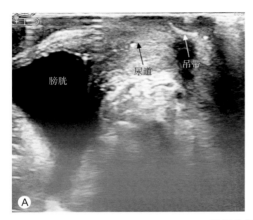

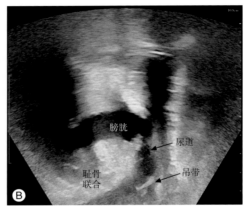

图 7-63　吊带位置过低二维超声图像
A. 8838 型探头经阴道超声；B. 经会阴超声

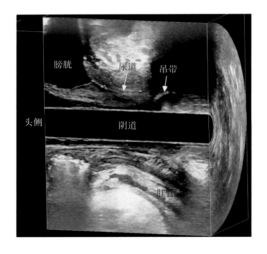

图 7-64　吊带位置过低三维超声矢状面图像

（二）前盆腔网片修补术

1. 网片位置正常　利用网片进行盆底修补，网片放置的位置及平展情况与术后效果直接相关。放置位置正确和网片放置平整舒展能减少术后诸如疼痛、网片侵蚀和暴露的风险，获得良好的疗效。可以使用二维超声（图 7-65）和三维超声（图 7-66）进行网片的评估。本例患者可以看到网片较平整的放置于阴道上段和膀胱后壁间隙中，呈现条索状强回声，未见扭曲、成团等影像。

2. 网片位置过低　盆底网片修补术如果网片放置位置不正确，会导致患者出现各种不适症状。本例患者因阴道前壁膨出Ⅲ期、子宫脱垂Ⅱ期和阴道后壁膨出Ⅱ期行前盆网片修补术和阴道后壁传统修补术。术后 1 个月出现轻微尿频症状（白天排尿 10 ~ 12 次）。首先

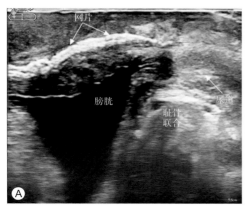

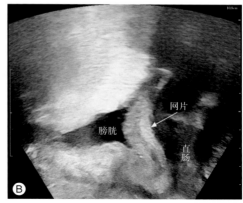

图 7-65 前盆腔修补术网片二维超声图像
A.8838 型探头经阴道超声；B.经会阴超声

利用经阴道探头进行二维超声扫描，
结果显示强回声的网片最下缘位于尿
道中段水平（图 7-67）；经阴道三维
超声图像重建，横切面显示强回声网
片位于Ⅱ平面水平，网片位于尿道下
（图 7-68A）；矢状面显示：强回声的
网片平铺于膀胱阴道间隙，下缘位于
尿道中段（图 7-68B）。

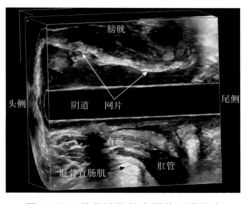

图 7-66 前盆腔修补术网片三维超声
矢状位图像

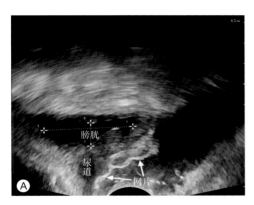

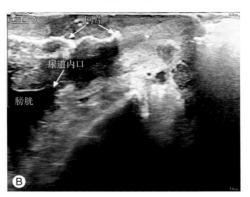

图 7-67 前盆腔修补术网片位置过低二维超声图像
A. 经阴道超声；B.8838 型探头经阴道超声

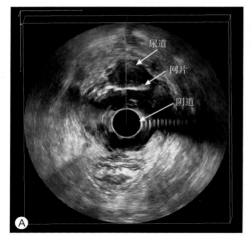
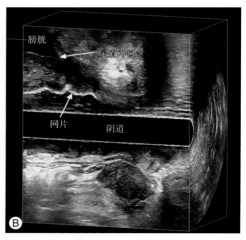

图 7-68 前盆腔修补术网片位置过低经阴道三维超声图像
A. 横切面；B. 矢状面

3. 网片侵蚀 应用人工盆底修补网片能明显降低传统修补术的复发率，其疗效得到盆底外科医生的认可。但是在应用过程中发现 2% ～ 10% 的患者发生网片向阴道、肠管或者膀胱内侵蚀。为了减少网片修补术的并发症和患者的不适感，目前认为网片比较适合前盆腔修补术，不建议扩大范围应用于后盆腔的修补术。对于怀疑发生网片侵蚀的病例，可以应用盆底超声技术得到明确的答案。

本例患者，王某某，女，57 岁，因阴道前后壁膨出，子宫脱垂，于外院行保留子宫的全盆底网片修补术。术后 3 年出现阴道间断性流血性分泌物，有异味，曾多次随诊并行妇科阴式超声、分泌物常规、TCT、HPV 等检测未发现异常。因近 1 周有左下腹隐痛来诊我院。

妇科检查：外阴阴道老年性改变，阴道分泌物为淡血水样，有臭味，宫颈外观萎缩光滑，可见淡血性液自阴道前壁近宫颈管处流出。膀胱区网片大体平整，近宫颈处膀胱后网片有局部成团皱褶感。

分泌物：清洁度 2 度，余未见异常。清洁尿常规：红细胞 (+)，隐血 (3+)。

盆底二维和三维超声：膀胱后壁近内口处可见直径 1 cm 强光团突入膀胱腔，表面无完整的膀胱壁组织。经阴道二维超声（图 7-69）和经阴道三维超声（图 7-70）扫查，显示为凸向膀胱腔的不规则强回声光团。

4. 术后血肿 盆底修补术大多数是经阴道施术，因为盆底器官位于盆腔深

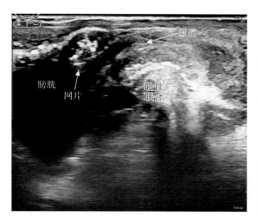

图 7-69　前盆腔修补术网片侵蚀膀胱
二维超声图像

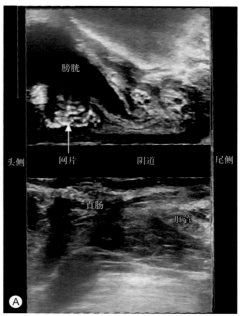

部，盆底血管密布，组织间隙疏散，而且手术视野小，无法完全直视深部术区，所以手术难度大，一旦发生出血较难止血，血液会向组织间隙扩散，容易形成较大的血肿。

　　本例患者为前盆腔网片修补术后 3 天出现肛门坠胀感，怀疑手术部位的血肿。利用二维和三维超声从多个角度和切面确定血肿位于直肠和阴道间隙，该血肿在超声图像上显示为边界尚清、大小 48.5 mm×22.4 mm×18.1 mm，含有细密光点的低回声区（图 7-71，图 7-72，图 7-73，图 7-74）。

　　超声检查作为一种无创技术，在

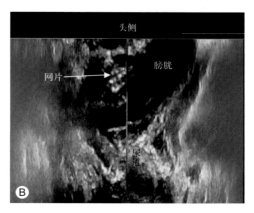

图 7-70　前盆腔修补术网片侵蚀膀胱的
三维超声图像
A. 矢状面；B. 冠状面

临床上得到广泛的应用。随着妇科泌尿专科的快速发展，盆底超声检查术也得到临床医生的重视。由于盆底超声具有无创、廉价、快速和动态检测等技术优势，十分适于盆底解剖结构及功能的评估。盆底超声技术的应用无异于让女性盆底

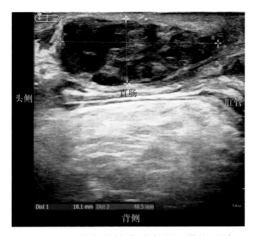

图 7-71　盆底修补术后直肠阴道间血肿
二维超声图像

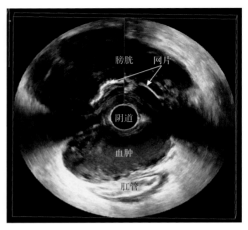

图 7-72　盆底修补术后直肠阴道间血肿
三维超声横断面图像

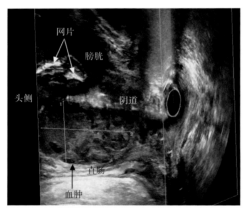

图 7-73　盆底修补术后直肠阴道间血肿
三维超声矢状面图像

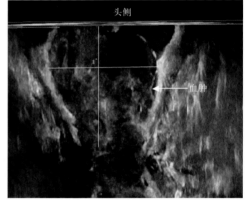

图 7-74　盆底修补术后直肠阴道间血肿
三维超声冠状面图像

专业的医生多了一只"眼睛"，可以动态观察盆底运动功能，也可以细致入微地观察肛提肌的完整性；对于接受盆底修复手术的患者，盆底超声可以进行术前评估，为制订科学、精准的治疗方案提供更多的信息；盆底超声技术还可以在术中对于所使用的网片及吊带的植入状态进行评估，指导医生及时调整，力求网片和吊带正确的放置，争取更好的手术效果；盆底超声技术也可以用于术后疗效的随访，监测诸如血肿、感染、网片侵蚀等并发症的情况，指导医生及时处置，减少患者的不适。

相信随着妇科泌尿专业的进步和超声技术的发展，盆底超声技术在更好地服务于临床工作的同时也会得到更进一步的提高。

参考文献

1. Bozkurt M, Yumru AE, Sahin L. Pelvic floor dysfunction, and effects of pregnancy and mode of delivery on pelvic floor[J]. Taiwan J Obstet Gynecol, 2014, 53 (4)：452−458.

2. Rørtveit G, Hannestad YS. Association between mode of delivery and pelvic floor dysfunction[J]. Tidsskr Nor Laegeforen, 2014, 134 (19)：1848−1852.

3. Santoro GA, Wieczorek AP, Stankiewicz A, et al. High-resolution three-dimensional endovaginal ultrasonography in the assessment of pelvic floor anatomy: a preliminary study[J]. Int Urogynecol J Pelvic Floor Dysfunct, 2009, 20 (10) : 1213−1222.

4. Stachowicz N, Stachowicz S, Morawska D, et al. Assessment of the angle between puborectal muscles in women with and without stress urinary incontinence in three-dimensional sonograph[J]. Wiad Lek, 2014, 67 (4)：447−452.

5. Lalwani N, Moshiri M, Lee JH, et al. Magnetic resonance imaging of pelvic floor dysfunction[J]. Radiol Clin North Am, 2013, 51 (6)：1127−1139.

6. Hainsworth AJ, Solanki D, Schizas AM, et al. Total pelvic floor ultrasound for pelvic floor defaecatory dysfunction: a pictorial review[J]. Br J Radiol, 2015, 88 (1055)：20150494.

7. Armstrong L, Fleischer A, Andreotti R. Three-dimensional volumetric sonography in gynecology: an overview of clinical applications[J]. Radiol Clin North Am, 2013, 51 (6)：1035−1047.

8. Oliveira DA, Parente MP, Calvo B, et al. Numerical simulation of the damage evolution in the pelvic floor muscles during childbirth[J]. J Biomech, 2016, 49 (4)：

594−601.

9. Dietz HP, Eldridge A, Grace M, et al. Pelvic organ descent in young nulligravid women[J]. Am J Obstet Gynecol, 2004, 191（1）：95−99.

10. Soljanik I, Brocker K, Solyanik O, et al. Imaging for urinary incontinence[J]. Urologe A, 2015, 54（7）：963−971.

11. Lammers K, Fütterer JJ, Prokop M, et al. Diagnosing pubovisceral avulsions: a systematic review of the clinical relevance of a prevalent anatomical defect[J]. Int Urogynecol J, 2012, 23（12）：1653−1664.

12. Lekskulchai O, Dietz HP. Detrusor wall thickness as a test for detrusor overactivity in women[J]. Ultrasound Obstet Gynecol, 2008, 32（4）：535−539.

13. Robinson D, Anders K, Cardozo L, et al. Can ultrasound replace ambulatory urodynamics when investigating women with irritative urinary symptoms[J]. BJOG, 2002, 109（2）：145−148.

14. Digesu GA, Robinson D, Cardozo L, et al. Three-dimensional ultrasound of the urethral sphincter predicts continence surgery outcome[J]. Neurourol Urodyn, 2009, 28（1）：90−94.

15. Schaer GN, Perucchini D, Munz E, et al. Sonographic evaluation of the bladder neck in continent and stress-incontinent women[J]. Obstet Gynecol, 1999, 93（3）：412−416.

16. Giulio A Santoro, Andrzej P Wieczorek, Clive I Bartram. Pelvic Floor Disorders Imaging and Multidisciplinary Approach to Management[M]. Italia: Springer, 2010: 58.

17. Fleischer AC, Harvey SM, Kurita SC, et al. Two-/three-dimensional transperineal sonography of complicated tape and mesh implants[J]. Ultrasound Q, 2012, 28（4）：243−249.

第八章 盆底超声操作实践经验

盆底超声检查要求的条件中，除了需要满足常规超声检查的要求之外，也会有一些不同于其他超声检查术的特殊要求。检查前充分的准备将有助于患者的配合，获得良好的诊断图像。我们将近几年的工作经验总结如下，希望对开展此项检查工作的人员有所帮助。

第一节　环境及受检者的准备

一、检查的环境

（1）盆底超声检查部位为妇女的隐私处，所以需要保证环境的私密性，同时也要保证环境的安静。这样有助于受检者听从口令，更好地完成Valsalva 动作，获取更加准确的诊断结果。检查过程中应该保证是一对一方式进行，避免外界干扰，检查床应该用围帘或屏风遮挡（图 8-1）。

（2）检查床采用半卧位式，而非平卧位式（图 8-2）。这种体位一方面有利于医生与受检者交流，可以更好地配合检查指令；另一方面有助于受检者更好地完成 Valsalva 动作。

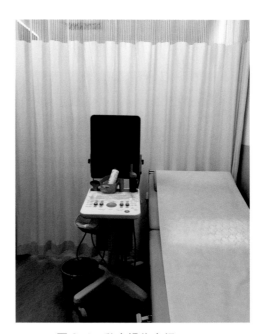

图 8-1　私密操作空间

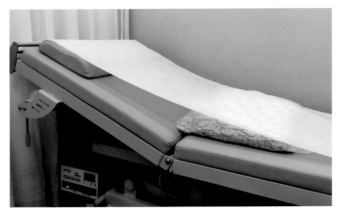

图 8-2　盆底超声诊察床

（3）北方地区在气温较低的春季、秋季和冬季，建议配备超声耦合剂恒温器，保证耦合剂在 37 ～ 40℃舒适温度，增加受检者检查的舒适度，避免冰冷的耦合剂刺激外阴（图 8-3A）。同时需要准备柔软的面巾纸，方便受检者检查后擦拭外阴的耦合剂和分泌物，对于需要较长时间才可以完成检查的受检者需要准备薄被，避免受凉（图 8-3B）。

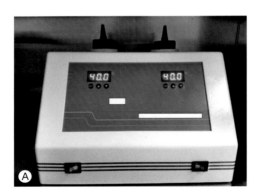
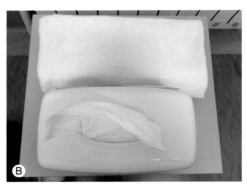

图 8-3　超声耦合剂恒温器（A）、纸巾和薄被（B）

二、受检者所需条件

（1）检查前要常规询问受检者是否排便和排尿。检查前要求受检者排便，避免粪便和气体影响受检者进行 Valsalva 动作的完整性及图像的清晰度，必要时可以应用开塞露等方法排空肠管，以便获得良好的检查条件。是否需要排空膀胱这个问题是有不同意见的。临床实践操作中发现如果完全排空膀胱，在经会阴超声检查时，将不能清晰显示膀胱、尿道等器官，尤其不利于测量膀胱后角（图 8-4A）。膀胱尿量过少也无法很好显示前盆和后盆器官的结构，往往会出现尿道漏斗的假象（图 8-4B）；若膀胱尿液过多（大于 200 ml），虽然有利于清晰显示膀胱和尿道的关系，但是会影响膀胱逼尿肌厚度的测量，会影响 BND 和 BSD 的准确性。我们的经验是保证膀胱 100 ～ 150 ml 的尿液所显示的图像，可以保证经会阴二维超声测量逼尿肌厚度及静态、Valsalva 状态下各项指标的基本要求。在正常饮水情况下，距离上次排尿 30 ～ 50 min 后的膀胱尿量就可以满足上述检查的要求。

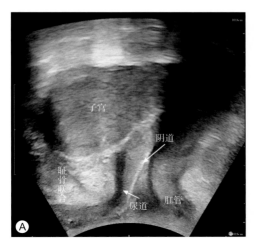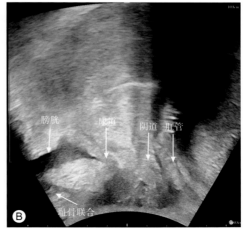

图 8-4　膀胱容量影响会阴二维超声图像质量
A. 排空膀胱；B. 尿量过少

（2）超声检查的最佳体位是采取半卧位结合膀胱截石位。要求受检者大腿尽量向头侧屈曲，双脚靠近臀部，双下肢尽量外展，充分暴露外阴，这种体位有助于获取最佳的骨盆倾斜面图像。

第二节　实践操作中的问题

一、关于 Valsalva 动作

盆底超声检查技术尤其是经会阴二维超声可以动态评估盆底运动功能及三个腔室中器官脱垂的程度。在进行上述检查项目时，需要受检者配合医生做增加腹压的动作（Valsalva 动作）。Valsalva 动作就是深吸一口气，屏住气，做排大便的动作，帮助医生动态了解盆底器官向下移位程度，同时也可以明确出口梗阻型排便障碍的解剖学原因。

目前缺乏评估 Valsalva 动作的标准，甚至有些受检者无法完成 Valsalva 动作。导致受检者无法正确完成 Valsalva 动作的原因可能包括：

（1）受检者的阴道分娩经验。实际超声检查中会发现经阴道分娩的产妇比择期剖官产的产妇能够更好地完成 Valsalva 动作，这可能与阴道分娩的产妇有第二产程中直肠和肛管受到胎头挤压反射性增加腹压做排便动作的经验有关。

（2）习惯和环境因素。受检者半卧位或平卧位不习惯做排便动作。

（3）受检者的心理问题。如果膀胱尿液过多或者肠管有粪便、气体等情况下，受检者会担心出现漏尿、排气等尴尬的场面，而不愿意全力做向下屏气的动作。

（4）医生沟通方式方法。对于理解力稍差的受检者需要给予简单易懂的指令。例如对于没有阴道分娩经历的受检者，医生应该告知做日常排大便或大便干燥排便的动作；而对于有阴道分娩经历的受检者告知其做向下屏气生孩子的动作。这些语言可能让受检者更易理解，可以很好配合医生完成检查。

（5）有一部分受检者无论是否存在盆底肌肉损伤均会出现无法完成 Valsalva 动作的情况。这一部分受检者超声成像显示 Valsalva 动作时耻骨直肠肌收缩，肛提肌裂孔前后径缩小，肛直角变小。其实这些受检者是因为存在盆腹动力不协调的问题，导致做 Valsalva 动作时耻骨直肠肌不放松，反而紧张或者收缩。这类患者可以通过超声检查发现这种异常情况，如果诊断正确，可以通过系统的生物反馈治疗重新恢复盆腹动力的协调性。

盆底器官下降的评价需要在 Valsalva 动作过程中作实时观察，无法完成 Valsalva 动作就无法实现上述目的。必要时可以让受检者采用站立位，分开双腿，稍微下蹲，这样可以增加屏气向下用力时的充分程度，有助于完成超声检查。

二、提高超声成像的措施

（1）经会阴超声探头覆盖无粉末塑料手套或保鲜膜时，要应用耦合剂并排除其中的空气。对于肥胖的产妇和阴唇明显萎缩的更年期妇女，分开阴唇可以改善图像质量。

（2）会阴部探头采集图像时以紧贴于会阴部和耻骨联合而不引起受检者的不适为宜。在受检者做 Valsalva 动作时要根据盆腔脏器下移的程度，探头做相应的下移动作，避免人为挤压会阴阻碍盆腔器官下移，影响结果的判读。

三、超声测量中容易困惑的问题

（1）经会阴二维超声标准图像首先要求耻骨联合长轴与水平面呈 40°～45°，测量的数据更符合骨盆实际解剖学体位。同时要求在一帧矢状位图像中包括耻骨联合、膀胱、尿道、阴道、直肠肛门以及肛管直肠交界处的图像（图 8-5）。

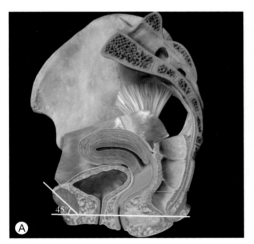
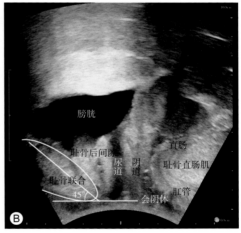

图 8-5　经会阴二维超声采集标准图像
A. 正中矢状切面示意图；B. 经会阴超声矢状切面

（2）耻骨联合前下缘水平线的确定。耻骨联合前下缘的水平线是评价膀胱颈、膀胱底及会阴体移动程度的标志线。正确的划定标准是以通过耻骨联合前下缘的水平延长线作为标志线（图 8-6A），实际操作中容易发生将耻骨联合尖端作为水平线的错误（图 8-6B）。

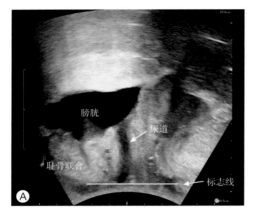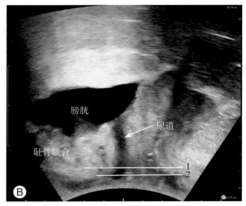

图 8-6　耻骨联合前下缘的水平标志线

A. 正确；B. 不正确，1 和 2 两种错误标识

（3）耻骨后间隙测定。耻骨上、下支移行处的内侧面为一卵圆形粗糙面，叫做耻骨联合面。耻骨联合由两块纤维软骨间盘组成，两个间盘之间有一耻骨联合腔。耻骨联合上、下面及前面都有韧带加强。超声图像显示耻骨联合由内核和外周组织两部分组成：内核是解剖学上的软骨间盘，图像核心为强回声、外周为低回声区域包绕呈椭圆形的结构（图 8-7A 红色连线区域）；外周组织为中等回声图像，二者共同形成耻骨联合（图 8-7A 蓝色连线区域）。

正确的耻骨后间隙为耻骨联合后与尿道之间稍强回声区域（图 8-7A 白色连线区域）。常见的错误是将中等回声的耻骨联合外周组织（图 8-7B 黄色区域），

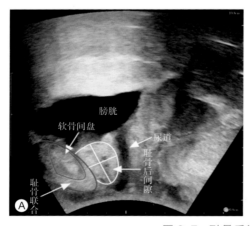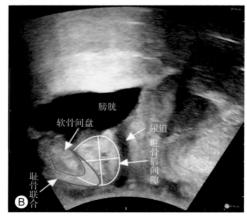

图 8-7　耻骨后间隙正确测量方法

A. 正确；B. 不正确

与正常的耻骨后间隙一并作为耻骨后间隙来测量，造成耻骨后间隙测量不准确。

（4）经阴道三维超声检查，一方面受检者较难完成大于40 s的Valsalva动作，另一方面腔内探头在Valsalva动作时又会阻碍盆腔器官的移动和盆底的肌肉收缩，所以不易采集到Valsalva动作下的盆底三维图像。而经会阴二维超声技术除了无法完成Valsalva动作下的生殖道裂孔面积、阴道旁间隙的测定外，其他用于评估盆腔脏器移动度的所有指标都能完成，最大程度弥补经阴道三维超声在Valsalva状态下检测的不足。

（5）经阴道三维超声360°探头成像以0.4°为一帧的扫描参数为最佳，探头扫描一周需要耗时41.9 s，可以采集900帧图像，能够满足三维重建所需图像信息，并以此获得解析度较理想的图像。

（6）经阴道三维超声采集图像时，要求受检者保持沉默，均匀胸式呼吸，避免大幅度的腹式呼吸，从而获得稳定、清晰的图像（图8-8A）。否则就会导致图像扭曲变形，影响盆底解剖结构的分析（图8-8B）。

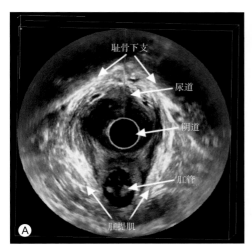
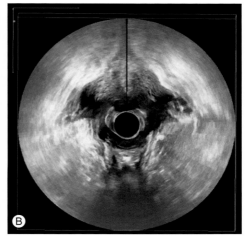

图8-8 经阴道三维超声图像采集对比
A. 正确；B. 不正确

（7）经阴道三维超声采集图像所需时间较长，探头较重，易导致超声操作者的疲劳。如果长时间采用悬腕、悬肘的动作把持探头，一方面会因为操作者手臂的颤抖影响图像采集的质量；另一方面也会导致操作者腕部、肩部肌肉和韧带的劳损，引发疼痛（图 8-9A）。正确握持探头的姿势为以操作者的右手虎口处握持探头，肘部支于诊察床面，这种姿势既可以保持探头的稳定性，也会最大程度放松腕部、肘部和肩部，避免发生职业劳损（图 8-9B）。

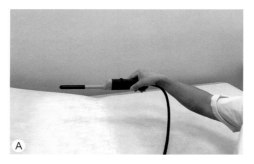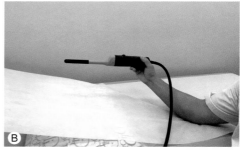

图 8-9　探头的握持方法
A. 不正确；B. 正确

　　总之，盆底超声检测技术虽然是近年开展的项目，却得到快速的发展。相信随着检测工作的推广，临床医生只要在实践中不断总结并积累经验，一定会推动盆底超声向着科学、规范的方向发展。